Egg
Freezing

U0093948

Egg
Freezing

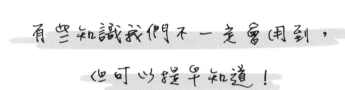

有些知識我們不一定會用到，
但可以提早知道！

推・薦・序

生產奇才｜宅女小紅

有了菁徽，妳的卵也可以和時光逆行

是的就如書封所說我是生產奇才，四十歲時還不小心懷了第二胎，天生好手的我一直覺得懷孕不難啊，只要在對的時候進行一個對的性交，十個月後小孩就在妳身邊哭了啊不是嗎？

後來才知道不是這樣的，身邊越來越多人為懷孕所苦，有的懷了流掉有的是怎麼也懷不上，扎針的發胖的做盡各種努力，我還有朋友看到姨媽來眼淚就掉下來，想想年輕時多麼努力在避孕，老了才知道，原來想生根本也沒那麼容易。

生不生得出真的是天命嗎？會因為年輕時想打拼或沒遇到對的人，老了就生不出來嗎？還有一個更現實的問題，人老了卵品質也會下降，臉可以打鳳凰電波可是卵不行哪。怎麼生出個孩子怎麼留下最青春的卵呢，這本書都有詳盡的介紹，還有案例分享，不得不讚嘆科技真的好發達，原來可以先把孩子做好等有空時再生，那我一定要過年生，就可以少回一次婆家啊（是有多不想回）。

好了無論妳需要受精卵還是青春永駐的卵，菁徽醫師都能滿足妳的願望，她是註生娘娘駐台代表，快來買書幫她添油香吧（？）。

推・薦・序

禾馨婦產科院長 | **林思宏**

早知道我就先凍卵

在我的臨床工作當中，「高齡」與「人工生殖」在某些程度上有極大的相關性，每次遇到高齡新手孕婦我都會大大地恭喜他們，但同時，應該有更大一群人還在為高齡想懷孕這件事情日以繼夜地努力。

卵巢是有保鮮期的，但從來不是我們在追求學歷、衝刺事業時會去注意到的WARNING SIGN，而「凍卵」更鮮少被女性選擇作為保存生育能力的一個選項，就這樣，黃金期的「女性生育時鐘」像是一去不復返的單向道。往往在學成歸國、事業有成之後，想起要生孩子這檔事，造成努力卻無法成功的遺憾。

很開心我的好朋友菁徽醫師，用她一貫詼諧輕鬆的語法及幽默卻不失專業的文字，讓讀者可以清楚地了解凍卵的歷史進展、需要做的檢查、進入療程後的流程及需要凍幾顆卵使將來懷孕成功機率增加等，藉由「凍卵」，把生育時鐘停止不必求人，機會是可以掌握在自己手中的。

我甚至還可以大膽假設，應該有很大一群讀者，在看完這本書後才第一次知道，原來「凍卵」就是先把卵凍起來，好幾年後才找對象來「授精」，再植入自己身體來完成「懷孕」，如果早知道可以這樣，那我就先凍卵了，不用到現在還這麼辛苦！

如果妳就是我假設的那個人，那恭喜妳，妳現在知道了！

推・薦・序

POP Radio電台台長
資深媒體人 ｜ 林書煒

現代社會普遍晚婚晚孕，隨著自主權的覺醒、生涯規劃的多元選擇權、離婚與再婚的比例增加，在在都改變了女性對「生育」的觀念。尤其時代新女性講求理想實現與自我價值追求，當我們可以在眾人面前侃侃而談「女性凍卵」議題時，臺灣女性不只想凍住生機，也是凍住生育權的象徵。

即便臺灣性別平權議題日益受到重視，但終究女性還是得面對一個無可避免的門檻──那就是卵巢的功能和生殖能力會隨著年齡急劇下降的現實。記得我28歲結婚後一年一直無法自然受孕，當時不只一位生殖醫學專科醫師建議我，可以用「科學」、「效率」的人工受孕法增加中獎機率，不然等到30歲，「可用的健康卵子已經不多了！」

當時我以為29歲還是人生精華「美少女期」，誰知道卵巢的功能竟無法「與時俱進」地將卵子耗損時程也「凍齡」，甚至「逆齡」！於是我當時便是利用人工受孕技術順利在30歲懷孕產下家中的「獨生女」，工作一路緊湊忙碌，當我在女兒上小學時開始認真跟老公討論起是否要再添個寶寶的想法時，36歲後的卵巢功能真的

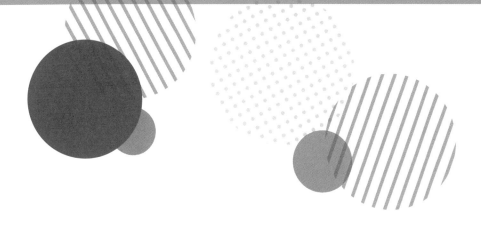

就是進入「沒那麼簡單」的狀態！如果30歲當時我理解還有「凍卵」選項的話，我想我會願意為自己及家庭多留一個選擇！

很樂見江湖人稱「二條線閨蜜陳菁徽醫師」看見廣大女性朋友的需求，這本書將解答大眾對於「凍卵」的疑問、釐清迷思並且建立大眾對於「凍卵」的正確觀念，讓現代女人們可以更用「心」決定成為母親的時間！

林書煒

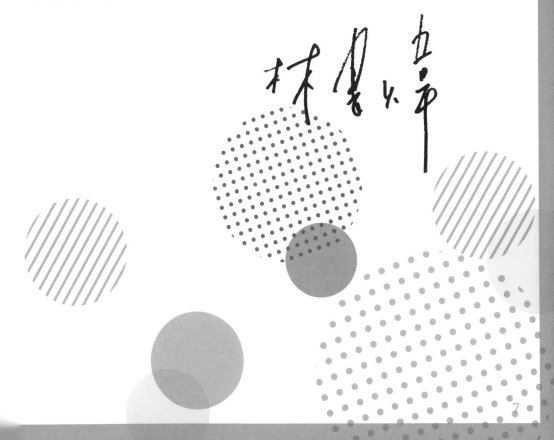

Preface

如果能夠讓時間停止？

妳 可能因為好奇而翻開這本書，我需要妳先問自己一個問題：
「此生我是不是一定要有一個基因來自於我的孩子，否則我將終生遺憾？」

答案如果為非，加上心中的OS配合白眼翻到後腦勺如以下：

「我好懶得生小孩喔，最好嫁一個已經有小孩的男人。」

「世界上這麼多孩童需要照顧，我希望跟安潔莉娜裘莉一樣，領養一拖拉庫的小孩。」

「生小孩從來不是我人生的選項，有小孩的人看起來真累。」

「如果有一天我要生小孩，卻年紀太大沒卵了，我寧可找個條件比我更優的捐卵者，最好還有代理孕母。」

那妳可以默默地把書闔上放回架上，或是從購物車裡刪除，凍卵和妳是永無交集的平行線。

會興起寫這本書的念頭，是因為無數身邊的單身女朋友（也有少數離婚或是婚姻中女性）看到媒體專題報導、明星本人，或是跨國企業幫員工凍卵的新聞後，會偷偷私訊我：

「如果目前還沒遇到合適的對象，但我還是想生小孩，最晚可以拖到什麼時候再決定是否凍卵？」

「用凍卵生出來的小孩，以後會不會有什麼健康問題？」

「如果我要凍卵，大概要凍幾顆才夠用？」

「如果我凍了卵，但過十年才遇到真愛，這卵放那麼久會壞掉嗎？」

「卵都存放在什麼地方？是像銀行一樣提領出來的嗎？」

「如果最後我沒有結婚，可以找個像金秀賢的精子，或是生一個混血寶寶嗎？」

　　看著各式各樣千奇百怪的問題塞滿我的手機，加上姐妹聚會中「凍卵」也是個你一言我一語的火熱話題，拜各位姐妹所賜，我不得不努力隨時更新這領域瞬息萬變的新知，而從我嘴巴吐出的「殘酷真相」都快讓我沒朋友了！

　　女人一生中擁有最多卵子的時間是在媽媽子宮內，出生之後只會日益減少。女性的黃金生育時間本來綽綽有餘（20～35歲），但隨著晚婚、再婚率節節上升，女人似乎被套上一個緊箍咒：卵到用時方恨少。

　　現今科學還沒有辦法逆轉生殖細胞的老化，但可以讓時間暫時停止，而凍卵是個最佳解套方式，也把生殖的自主權交回到女性手上。小時候看科幻片，人必須經過冷凍才能穿越長時間的星際旅行，醒過來發現容貌如昔，迎接妳的卻是白髮蒼蒼的曾孫……凍卵就是這麼回事，爭取到的是「時間」。當我還是醫學生時，也都沒想像到「把生育時鐘停止」這件事居然成真了！

在這本書裡，我不但會分享自己凍卵的經驗，也探討凍卵相關的原理流程，以及未來可能會帶給世界的衝擊。30年前我們從來沒想像過智慧型手機、社群網絡、互聯網⋯⋯會大幅地改變我們現今的生活；而生殖醫學的進步與發展，也讓我難以斷言30年後人類對於繁衍後代的方式，會有什麼樣的突破與創意。

最後，給考慮凍卵的女性，希望藉由我遍讀國內外文獻所整理出來的文字，能幫助聰慧的妳做下最適合自己的決定；給純粹想了解這項新醫療科技的其他人們，希望你們能對凍卵女性更多一分理解與支持。

現在，讓我們一起翻閱這本關於蛋蛋的時空旅行吧！

凍卵──
如果能讓時間停止

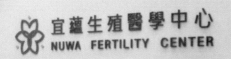

" Contents "

Chapter 1 / 凍卵學問大

Chapter 2 / 凍卵知多少

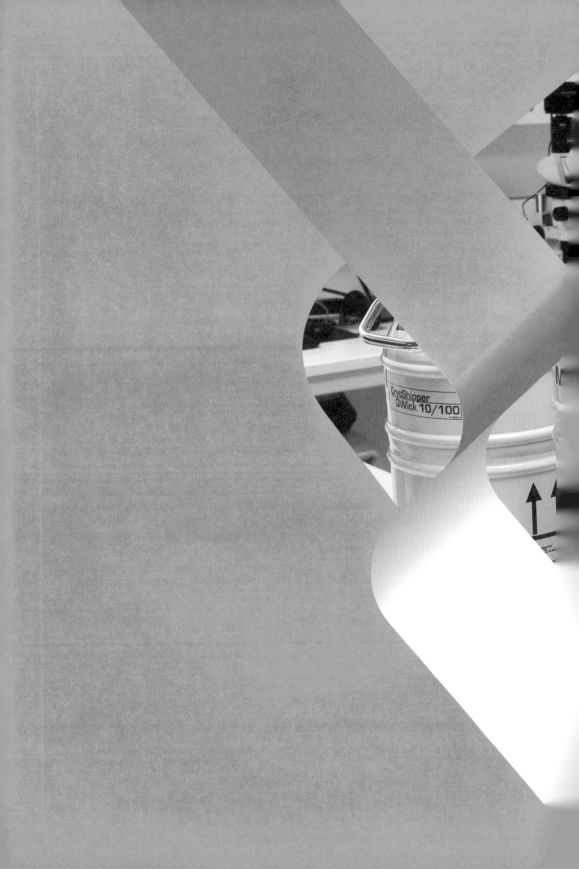

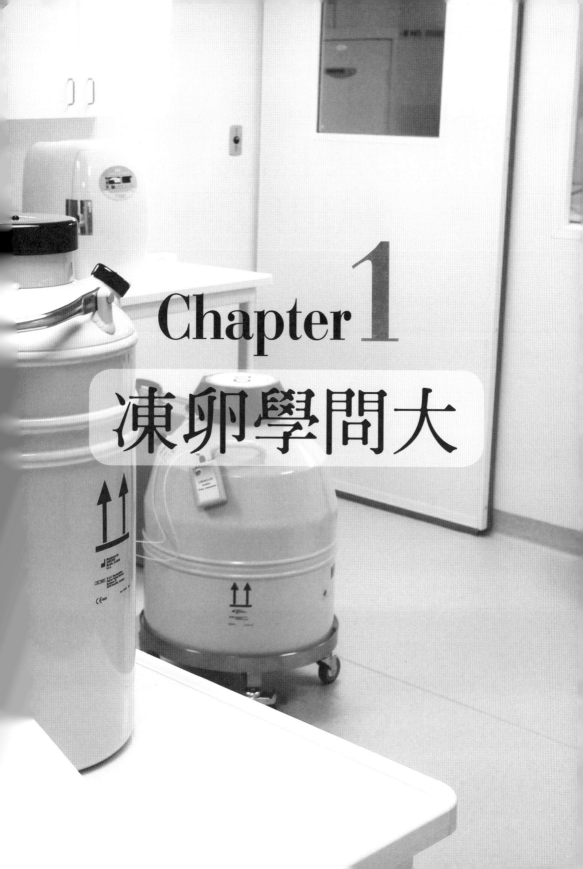

Chapter 1

凍卵學問大

1. 冷凍生殖細胞的
緣由與歷史

隨著用藥的成熟安全以及冷凍解凍技術的發達進步，2011年以色列與2012年美國的生殖醫學會正式宣佈：「凍卵」從實驗性正式轉為健康女性可「選擇性自願」接受的醫療行為。

早在2011年之前，冷凍精子跟冷凍胚胎（已受精的卵並且發育成胚胎）都不是有爭議的行為。二次世界大戰時期因為男性需要上戰場，引發人們有了「把精子冷凍起來，以免戰死沙場時沒有後代」的想法（現在會禁止這麼做，並不是不能冷凍精子，而是根據法規，一旦當事人死亡，他的生殖細胞必須一併銷毀）。

其實在1950年代就已經有一位用冷凍精液受精誕生的寶寶，但冷凍卵子的發展比冷凍精子晚了30年，也一直不被保守人士接受。畢竟冷凍卵子需要打荷爾蒙藥物，還要在麻醉下的手術取出卵子，不像冷凍精子只需要一個隱密的空間跟一個小杯子就結束（大家應該懂吧？就是打手槍😝😝😝）。

1980年代開始，冷凍胚胎並且解凍胚胎植入子宮的研究不斷被開發，相關技術發展純熟穩定並廣為病患接受，至今全球已有幾十萬個baby因冷凍胚胎而誕生。

冷凍卵子的困難在於卵細胞內含有大量水分，如何在冷凍過程中不讓水分形成結晶，對卵本身造成傷害，冷凍保護劑扮演了重要的角色（就像在科幻片裡，人躺進一個像棺材的太空艙之後，會有冷凍保護劑慢慢把整個人淹沒，等到醒來就到另一個星球，地球上的孫子也變成老人）。

冷凍卵子的方式從古至今分為「慢速冷凍」以及「玻璃化冷凍」。「慢速冷凍」是以每分鐘下降1度慢慢降到-196度；「玻璃化冷凍」則為目前最新最穩定的方式，瞬間降至液態氮的-196度，解凍後卵的存活率達90%以上。

生殖醫學發展源自歐洲與美國，而第一個試管嬰兒誕生在英國，因此也深深受到宗教影響。例如卵或是胚胎等等都被視為部分的生命，既然被創造出來、冷凍起來，若之後被銷毀是否等同銷毀生命？這一直是個沉重的倫理議題，也是把凍卵從醫療性（比如為年輕罹癌女性保存生機）推向社會性（為想延後生育的女性執行）中間的一段插曲。

根據統計，婦女誕下第一胎的年紀越來越往後延遲，整體社會風氣也越來越晚婚晚育。2012年美國生殖醫學會正式發表聲明，指出凍卵「已非」實驗性質，而為正式可廣被女性接受使用的生殖技術。此舉在凍卵發展史上邁出關鍵性的一步，自此選擇凍卵的女性快速成長（雖然並不是每一個國家都開放凍卵，但在已開放的國家正快速成長中）。甚至Google、Apple、臉書等大企業都提供女性員工凍卵的補助，讓員工做家庭計劃時有更大的自由度。

CH1
凍卵學問大

CH2
CH3
CH4
CH5

雖然這也被批評為企業只想把員工綁在工作上，顯示工作比成家重要，不過我個人是蠻想得到這項補助的，畢竟我一旦沉迷於工作，便時常沒日沒夜地待在醫院。不過最好的企業文化當然還是一方面提供生殖保存的補助，一方面提供彈性上班的選擇。

　　在第二章（P.42），我會陸續解說凍卵的原理與流程，還有未來應用在生baby時應該如何操作（各位該不會看到這就已經想睡了吧？😂😂😂）。

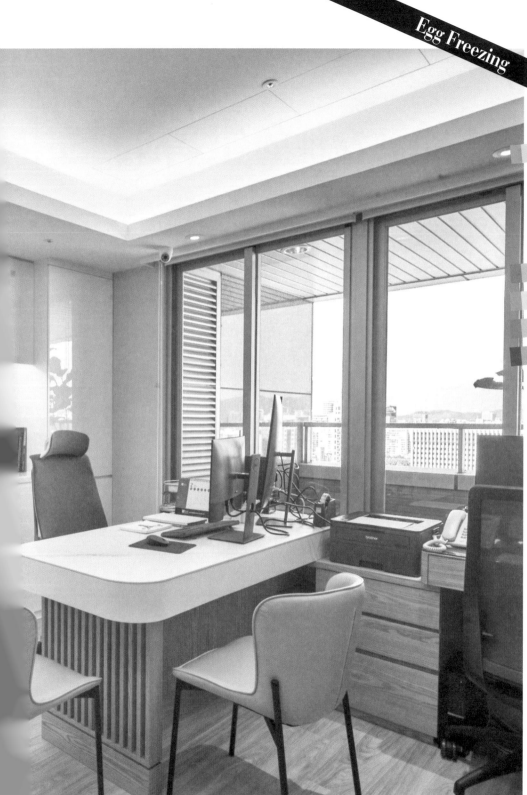

Egg Freezing

CH1
凍卵學問大

CH2
CH3
CH4
CH5

2. 關於女性的生育時鐘

　　當一位生殖醫學專科醫師這麼多年，很多時間都在校園提醒女孩們如何避免讓自己非預期懷孕，如何避免讓自己暴露在性傳染病或是性侵害的風險之下。但所有生殖相關的教育頂多只有持續到高中、大學，緊接著畢業、就業之後，我才發現女性一生中只被教導「避孕」和「安全性行為」的知識，卻不一定了解育齡要在合適時機懷孕，這其實是相當不足的，也使得越來越多女人們真的想懷孕時卻懷不了。

女性生育時鐘的真相

　　在我們的「傳統性教育」中，一直缺乏關於女性生育時鐘的知識，而現代人越來越晚婚，越來越晚想到規劃生育。晚婚、遲育已成為社會普遍的現象，隨之也衍生不孕的問題。

　　我完全不想恐嚇女性，生育本來就是每個人的自主權（我忙著帶小孩時，也很羨慕旁邊翹腳看的女性朋友們）。但我認為有一些知識不管未來有沒有想生育，都需要充分了解啊～了解後再決定自己要怎麼規劃人生，免得「卵到用時方恨少」。以下和大家談談女性生育時鐘的四大真相，讓我來幫大家補足小時候健康教育沒教的事吧！

真相一：懷孕沒有想像中那麼簡單

小時候我們被拚命教導避孕知識，因為十幾歲一旦懷孕就「代誌大條」（台語：事情嚴重）了，因此師長們總是警告女孩們什麼時間都可能懷孕。其實，就算在最危險的時候發生性行為，懷孕率也不是百分之百。20～30歲之後，在沒有特別避孕也沒有算時間的狀態下，每個月懷孕的機率約20%，努力半年應該就可以懷孕。

身體健康無異常的女性如果特別把握排卵期發生性行為（也就是所謂的危險期），20～25歲有50%機率可以懷孕；26～35歲有40%機率可以懷孕；36～40歲有30%機率可以懷孕。

CH1
凍卵學問大

CH2
CH3
CH4
CH5

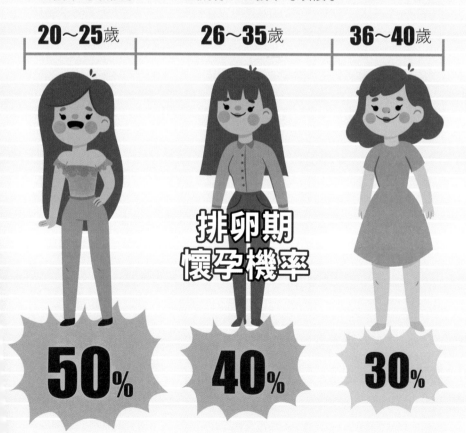

20～25歲　　26～35歲　　36～40歲

排卵期
懷孕機率

50%　　40%　　30%

大部分的人以為有發生性行為就會懷孕，其實每個月卵排出來等待受精的時間很短暫。女人的陰道對於精子來說更是「極地長征」，裡面的黏液等會困住大部分精子，只有很少數精子（游泳健將）最後能達陣，穿過厚厚的卵殼才算完成受精。受精後還要視子宮內環境決定能否成功著床，好好地撐過初期「三個月不能講」的關鍵期。這三個月不能流產／外孕／心跳停止。看到這裡，有沒有發現要真心感謝爸媽（尤其是媽媽～），我們每個人的誕生都是經過一連串精密的程序啊！

　　這也是為什麼無法懷孕讓大部分女性備感挫折，就算從小讀書前三名、工作升遷無障礙，但懷孕這檔事中，有許多因素是無法控制的，努力跟最後結果不一定成正比，而女性生育時鐘也通常在年紀漸增、功成名就之時衰退。

真相二：25～35歲女性看婦產科門診時，七成從未與醫生討論過未來生育問題

　　根據統計，大約一半的女性沒有每年定期做一次子宮頸抹片加上超音波檢查的習慣，更遑論是花時間與醫生討論生育問題。我們時常沒有意識到年齡對生育的影響（先自我檢討，醫生有時太忙碌，生育年齡也一直延啊），身邊永遠有親朋好友、同事、鄰居，或新聞上的明星高齡40幾歲懷孕產子的故事，會讓人誤以為懷孕好像很簡單。

　　如果在妳的人生裡覺得未來有一天當媽媽很重要，從現在開始看門診時主動出擊，問一下醫師：「生育黃金時期是什麼時候？我現在的身體狀況如何？」如果已經有固定對象或是已婚，除了討論

Egg Freezing

CH1
凍卵學問大

CH2
CH3
CH4
CH5

什麼年紀應該開始備孕，也可以請醫師幫忙抽血檢查AMH（抗穆勒氏管荷爾蒙，代表卵巢庫存量）。AMH是近年來最準確且常用的「卵巢庫存量」指標，能幫助女性了解自己「卵子銀行庫存量」還有多少，為未來生育預先作安排。

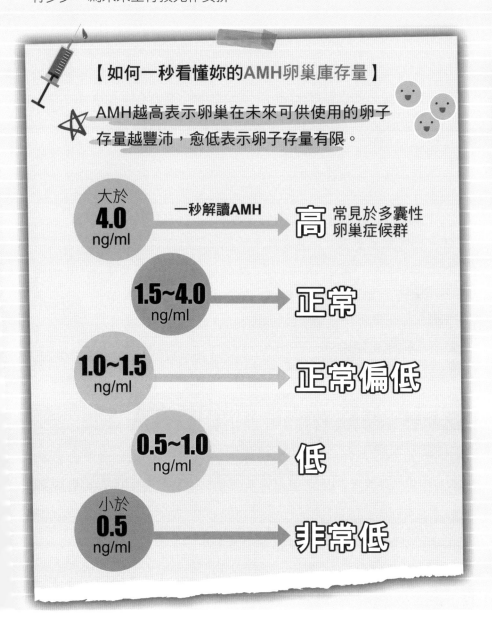

【如何一秒看懂妳的AMH卵巢庫存量】

AMH越高表示卵巢在未來可供使用的卵子存量越豐沛，愈低表示卵子存量有限。

大於 **4.0** ng/ml ——一秒解讀AMH→ **高** 常見於多囊性卵巢症候群

1.5~4.0 ng/ml → **正常**

1.0~1.5 ng/ml → **正常偏低**

0.5~1.0 ng/ml → **低**

小於 **0.5** ng/ml → **非常低**

♥️真相三：女性與男性都有生育時鐘，但女性的生育時鐘比男生走得快多了

女性超過30歲（或更早）會發現皺紋變多、皮膚鬆弛，開始買瓶瓶罐罐的昂貴保養品，但卻忘了一點事，肚子裡的卵巢也正一起跟著老化。卵子數量變少、質量變差，這是照鏡子看不到的。

卵跟精子不一樣，精子可以不斷地再生，卵只會隨著年紀增長而消耗掉，不會新陳代謝。一個女性擁有最多卵是在媽媽子宮裡時，大約600～700萬顆卵，剛出生時下降到100～200萬顆卵，進入青春期只剩下幾十萬顆卵，而且大部分並不會成熟，只會隨著年齡增長一路消耗到更年期。

30～35歲卵巢功能便開始下降，35～40歲更是「雪崩式」下降。卵子數量變少、品質變差，代表女性越來越不易受孕，就算受精也容易有染色體異常的狀況。這也是為什麼各種懷孕後的基因檢查（比如羊膜穿刺等等）是國家補助在34歲以上的孕婦做，而且大部分生殖中心要求捐卵者的年齡在30歲以下。

二條線閨蜜陳菁徽醫師這樣說！

還有月經不代表卵巢排的是好卵

許多女性常認為「我現在還有月經，要生還是生得出來吧？」錯！還有月經絕對不代表還能生育，一般來說35～40歲就是最後一搏。

當然，男性隨著年紀增長，精子的量和品質也會下降。另外，性功能障礙（勃起功能障礙）以及性慾降低也會發生，但目前人工

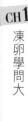

真相四：一旦必須接受人工生殖療程，最麻煩的還是女性沒錯

CH1
凍卵學問大

CH2
CH3
CH4
CH5

在現今社會，女性幾乎可以做所有男生做的事，世界上有越來越多國家的總統都是女性。20～35歲是女性的黃金生育期，越來越高比率的女性這段期間在攻讀更高學歷、在職場盡情發揮、在開公司、在從事政治，甚至上外太空（會不會扯太遠XD），等到真正想生小孩時，也許已經不在適合的年齡。這個時候一旦面臨人工生殖療程（比如試管嬰兒），伴侶語言行動的安慰鼓勵是一定要的，但最後也不過就是交出一盒精液（天啊～我太酸了吧！），而面臨打針、抽血、跑醫院的，還是女性。

我很期待在我臨終之前，能夠看到男性也有機會多承擔一些生育的責任，到時候我一定會逼迫我隊友再幫我懷一個的。

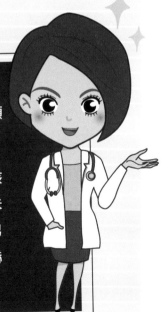

生殖技術都可以突破大部分男性的問題，例如精蟲顯微注射。

一大堆報章雜誌常見的男性名人六七十歲生小孩的比比皆是（郭台銘、川普族繁不及備載），但從未看過女性七老八十生小孩。女性的生育時鐘不但比男性提早走完，而且到了35～40歲還快轉。這雖然很嚇人，但我吃了誠實豆沙包，就一口氣寫出來吧！

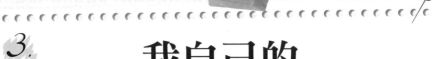

3. 我自己的凍卵經驗分享

認識我的人都知道，我瘋起來連自己都怕，不管病人嗑了什麼，都給我來一點！從當菜鳥婦產科醫師開始，很幸運我是女性，病人用什麼器械、吃什麼藥，我都秉持著神農嚐百草的精神，親自體驗後寫個開箱文（那年代根本沒「網紅」啊～）。

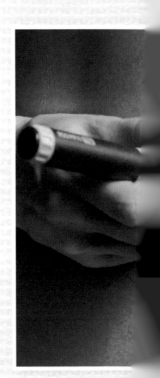

從什麼避孕藥、月亮杯、避孕環、避孕器……我通通都試過，一度搞到有一天避孕器卡死在子宮頸，我就兩腿開開躺在冷颼颼的內診檯上一兩個小時，前後換過四位主任級、資深學長級醫師蹲在我兩腳之間。看著他們大滴小滴汗落玉盤都還拔不出來，最後進開刀房麻醉才取出。

後來我更進化，第一胎因胎位不正必須剖腹產，我當時就發誓「我也要體會自然產」，下一胎體會完自然產的痛後，很多病人聽完我的經歷，都問我那接下來我會怎麼選。嗯……找代理孕母啦！（摔筆）（→我開玩笑的）

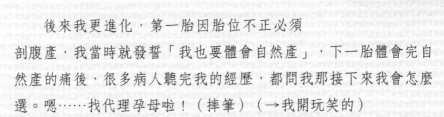

最終，當上生殖醫學專科醫師這些年，也幫助過許多病人懷孕生子，幫助過許多女性凍卵，而我自己卻連續流產三次，流產到我每次跟病人解釋「吃藥流產好還是手術流產好」。聽完我的心得文，病人還會反過來安慰我。

有一天我被雷打到靈光乍現，心想：「每天輔導這麼多不孕症病人，但自己還沒體會過生殖醫學精裝全套療程呢！」既然我短期內臨床工作極度忙碌，流產流到淚流滿面仍有繼續生育的意願（內政部長請表揚我為臺灣生育率貢獻的心力），並且充分覺悟年華似水流、卵子一去不復返的醜陋真相，不如我就來幫自己凍卵吧！

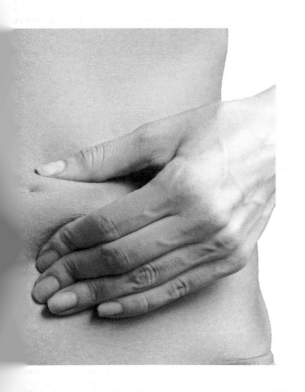

我想感受病人一路走來「寶寶心裡苦但寶寶不說」的心境，同時也想延遲自己的生育年齡，有一天「老蚌生珠」，成為街坊鄰居議論紛紛的話題（離題歪樓）。

一向講求效率的我，立刻著手安排。首先我幫自己做一些檢查，包括基本的抽血及超音波預測卵巢反應，結果報告出爐全世

界都驚呆了！沒想到我一路走來操勞過度，AMH（抗穆勒氏荷爾蒙，代表卵巢庫存量）竟然還有30歲年輕人的水準！

接下來擇期不如撞日，直接從下個月的月經第二天開始接受排卵藥物施打，中間經過兩三次追蹤（包括抽血與超音波濾泡大小測量），約莫兩週內可以進行取卵手術。

我每天都在生殖醫學中心上班，做這件事只是剛好而已。我都跟病人一起抽號碼牌，等抽血站叫號，然後再開晨會、看病人，幫病人照完超音波後，再自己照一下自己的濾泡。

至於如何選擇自己的排卵藥物，也是個時常被患者詢問的問題。由於排卵藥物五花八門，所以不同病患條件或是不同的病史，會用不同成分與劑量。就像之前提過的，我什麼針都試試看。包括第二胎做人工授精，怕打針的我都是先選擇「長效排卵針劑」，也就是打一針可以抵六、七天，後半段再用一些短效的針劑補強。

我是標準的「俗辣」（台語：沒膽的人），對病人講得滔滔不絕，但自己不敢幫自己打針。不過在生殖醫學中心的好處，就是可以預約護理師協助打針。我跟隊友（老公）、小孩旅遊到溪頭，遇到打針的時間求助無門，盧隊友盧了半天，隊友裝死得很徹底，最終不得不自己動手（這時就很珍惜有護理人員幫忙打針的日子）。

於是我跑到深山裡的便利商店，買了一瓶台啤回來，喝完才把自己肚皮掀開，一手抓起一坨肥肉，閉著眼睛用餘光掃視，另一手把針沒入，同時放聲尖叫；聲音響徹溪頭森林，神木都要倒

了！（以上是錯誤示範！不該喝酒，也不需要如此浮誇地打針～但我本人就是個被醫學耽誤的劇場女伶。）

經過了十天的藥物效果，超音波下我的濾泡們都呈現了白白胖胖、團團圓圓的樣子，瓜熟蒂落，可以收割了，我肚子也漲得跟青蛙一樣想趕快「卸貨」。於是就在兩天後，我把自己排入取卵手術。取卵是一個需要空腹八小時、靜脈麻醉睡著20分鐘的門診手術。敬業的我取完其他病人之後，才去換上病人服（接受取卵手術時，病人服內是空空如也），我就光著屁屁躺上了手術台，麻煩同事幫我取卵。她也是一臉覺得我很瘋的樣子，孩子都生了兩個，還要繼續凍卵。我跟她說我以後再用我的凍卵生兩個嚇死妳。（→愛開玩笑）

我一向很喜歡靜脈麻醉，睡一覺起來總覺得精神百倍，一邊跟麻醉同仁們「練肖話」，一邊看著麻藥從點滴管流進體內，我就滿心歡喜地入睡了。睡醒的我又來了，超「惜皮」超會「哀」，在恢復室哀嚎肚子痛，明明躺在我前後左右的病人每一個都靜靜的。

休息一個小時就能領藥回家，但我躺到恢復室都要打烊還不走，幫自己開止痛針，連在我後面取卵的病人都走光了，搞到最後一個離開，回家繼續演嬌弱。卵巢反應良好的病人術後要高蛋白飲食、喝運動飲料，還要吃清淡，避免「卵巢過度刺激症候群」。我就找隊友連續吃幾餐涮涮鍋，好似楊貴妃斜躺在吧台夾肉吃，並在家休息兩天才上班（其實九成五以上病人取完卵都活跳跳，還能坐飛機回國）。

CH1
凍卵學問大

CH2
CH3
CH4
CH5

雖然我很不耐痛，但後來取到27顆卵，也算我這年紀可以抬頭挺胸的成績單了。凍卵前，隊友其實在國外出差，娶我後他心臟一向很大顆，我常常出其不意給他一個surprise。還記得我那時傳簡訊請他在國外好好地養「精」蓄銳，吃些海鮮，不要喝酒，一下飛機隔天就得交出成績單。我把一半的卵受精成胚胎，並且做了胚胎切片染色體篩檢，希望找出染色體正常的胚胎，未來才有機會生健康寶寶，因為之前流產的原因都是胚胎染色體異常。

　　結婚需要衝動，太懂生育的我，反而懷孕也需要一股衝動。凍起來之後，我反而肆無忌憚地開始耍懶，心想反正我不會再被年紀催促影響，不斷地幫自己找藉口，例如：這個月、下個月都有事情要忙，還有project要完成，以後有空再植入就好了啊～～（我想約莫是把這本書完成之際就會有空了吧）。

　　我對我冷凍下來的胚胎跟卵一直有一個願景，反正隊友非醫療同業，他平常連我寫的紙條簡訊都懶得看了，也不可能看我這本書，找個我閒到發慌的月份，我會整個月假裝頭痛、牙痛、生理痛……沒辦法進行最傳統讓人懷孕的活動，然後自己在醫院默默排定行程，抽血、照超音波、植入胚胎，最後拿出二條線驗孕棒給隊友說「恭喜你又要當爸爸了！」殺個雄性動物措手不及真是人生最「促咪」的事～～

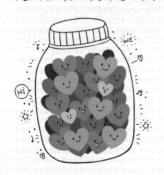

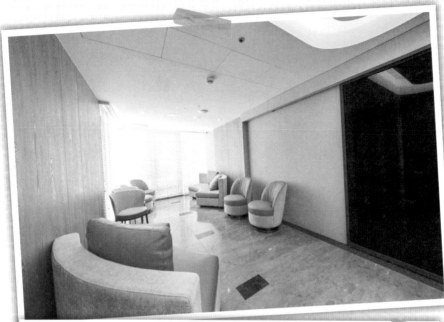

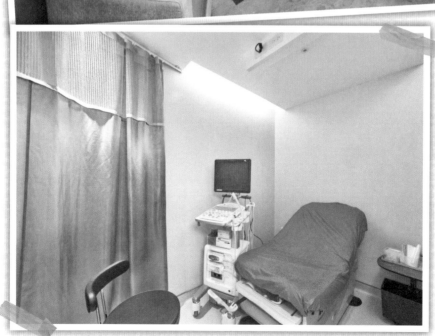

CH1
凍卵學問大

CH2
CH3
CH4
CH5

Chapter 2

凍卵知多少

1. 哪些人適合凍卵？——關於凍卵的族群與理由

　　「凍卵」的技術原本是因為疾病、醫療、其他不適合短期內懷孕，或是可預期會因為治療、疾病的進程，導致卵巢功能提早衰竭而衍生出來的，我們稱之為「**醫療性凍卵**」。

　　隨著現代女性意識抬頭，越來越多人晚婚，生育年齡也逐漸上升。有些人短期間內沒有懷孕計劃，選擇藉由「凍卵」預先保存卵子，以留住日後生育機會，我們稱為「**個人預防性凍卵**」或「**社會因素需求性凍卵**」。

　　冷凍卵子時的年齡越年輕，卵子解凍後的活產機率越高。若為「醫療性凍卵」，建議在不影響本身疾病的醫療照顧下，應儘速接受諮詢並且安排凍卵。但若只是為了獲得生育年限的喘息，因社會需求性且個人卵巢功能正常，建議諮詢凍卵時應充分理解經濟效益、成功率、日後解凍的機率，並且考量自身經濟能力，再來決定冷凍卵子的時機點。

凍卵介紹
隨掃隨看

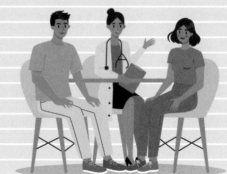

適合凍卵的族群

1/ 年輕罹癌的女性

因為疾病需要接受化療或放射線治療，擔心影響治療後卵子數量與品質，甚至卵巢衰竭，或是因治療疾病需延後生育時程，擔心年齡增長使受孕機會降低，因此先行凍卵，待日後治癒再解凍卵子使用。

2/ 因為沒有子宮

子宮機能受損，日後需要找代理孕母，等待代理孕母合法化的人。

3/ 先生患有無精症

太太可以暫時將卵子冷凍保存，等待捐精或是取精手術。

4/ 家族史有卵巢早衰或自體免疫疾病的女性

卵巢早衰意指40歲前卵巢荷爾蒙異常，並且有月經週期變短／不規則、月經量變少，提早出現更年期症狀，發生率約1%。

5/ 子宮內膜異位症

罹患中／重度子宮內膜異位症，尚未完成生育大事，手術前後可評估卵巢功能，考慮是否凍卵。

6/ 30歲以上暫時沒有生育計畫

30歲以上，短期內沒有生育計劃，但未來想生小孩的女性。

CH1
CH2
凍卵知多少
CH3
CH4
CH5

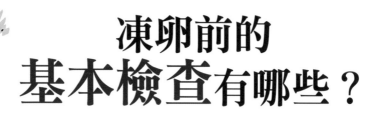

2. 凍卵前的基本檢查有哪些？

比起不孕症的檢查項目繁多，凍卵的檢查相對簡易一些。一般而言會先安排初步的檢查，之後再根據檢查結果，檢視是否有必要安排更進一步的檢查。初步檢查包含以下項目：

問診、內診及一般身體檢查

基本的問診包括懷孕生產史、月經狀況、過去是否有慢性疾病或是骨盆腔發炎、開刀病史等等，另外還有生活型態、肥胖、是否抽菸喝酒、職業等等；醫師會從這些相關訊息找出可能影響卵巢功能的原因。女性可藉由內診，初步檢查是否有陰道發炎或是其他細菌感染等。

經陰道或經腹部超音波

超音波是婦產科醫師的「第三隻眼」，一般人對它的傳統印象是用來看寶寶的，但其實在生殖功能檢查中，超音波亦扮演很重要的角色。假使有過性經驗，經陰道超音波會比腹部準確。

超音波除了可以檢查子宮跟卵巢是否有異常病變，包括子宮肌瘤、肌腺症、子宮內膜息肉、巧克力囊腫、其他卵巢囊腫等，也能

在不同時間追蹤子宮內膜及濾泡成長狀況。通常在**月經第2～3天**，醫師會用超音波來檢查基礎濾泡數（antral follicle count, AFC）。基礎濾泡數可用來預測卵巢庫存量以及當週期凍卵療程可以得到的卵子數量；當基礎濾泡大小在2～10mm，可對排卵藥物有反應，並生長且排出成熟的卵子。

凍卵知多少

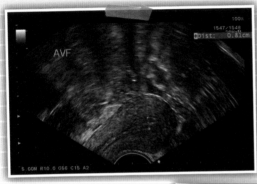

月經來潮時檢查子宮結構以及內膜厚度。

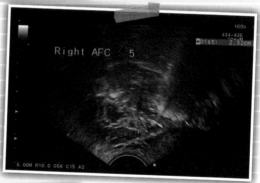

月經來潮時檢查雙側卵巢基礎濾泡。

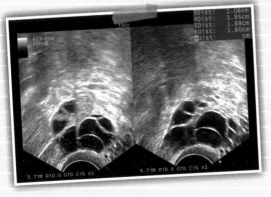

接受排卵藥物刺激生長後，濾泡發育成又大又圓，等醫師安排取卵手術。

血液荷爾蒙及卵巢庫存量檢查

藉由抽血檢查血液中的荷爾蒙，可以初步了解內分泌功能及卵巢庫存量的狀況。基本檢查項目如下：

❶ 抗穆勒氏管荷爾蒙（anti-mullerian hormone，簡稱：AMH）

AMH是一種醣化蛋白荷爾蒙，為卵巢濾泡中的顆粒細胞（granulosa cell）所分泌，在體內對濾泡生成及成熟有調控功能。一般而言，AMH在青春期性成熟時分泌量最高，而隨著年齡增長逐漸下降；**AMH越高表示卵巢在未來可供使用的卵子存量越豐沛，愈低表示卵子存量有限。**血液中AMH值不隨月經週期、有無懷孕、有無服用避孕藥等而變動，在任何時期抽血濃度數值都穩定，也不因其他女性荷爾蒙消長而影響；因此AMH是目前用來預測卵巢庫存量的一個很重要的生物指標。

AMH在臨床上還可以用於評估卵巢過度刺激症候群發生的風險，亦作為多囊性卵巢症候群、停經的輔助診斷。

另外要注意的是AMH僅代表卵子庫存的數量多寡，並不代表卵子品質的好壞！卵子品質（即染色體是否正常）還是跟年齡息息相關的。

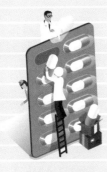

❷ 濾泡刺激素（Follicular-stimulating hormone，簡稱：FSH）

凍卵知多少

為腦下垂體前葉所分泌的荷爾蒙，主要作用在濾泡的顆粒細胞，促使濾泡發育長大及成熟，可作為評估卵巢功能之參考。通常在**月經第3天抽血**，若其數值大於10 IU/ml，則代表卵巢功能可能開始衰竭了。此數值越高，表示卵巢功能越差。

❸ 黃體刺激素（Luteinizing hormone，簡稱：LH）

同樣由腦下垂體前葉所分泌的荷爾蒙，用以刺激濾泡成熟並促使成熟的濾泡破裂排卵及協助黃體之形成。通常尚未排卵前，此荷爾蒙最好小於5 IU/ml，排卵前若此荷爾蒙太高對正在發育的濾泡品質會有負面影響。

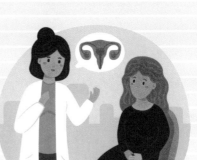

❹ 泌乳激素（Prolactin）

同樣由腦下垂體前葉所分泌，用以刺激乳腺生長發育。泌乳激素平時是受到抑制的，懷孕時會急劇增加。此荷爾蒙與卵巢荷爾蒙互相拮抗，數值太高會抑制排卵。

❺ 雌激素（estradiol，E2）

由卵巢所分泌，當濾泡受濾泡刺激素刺激逐漸發育長大同時，濾泡細胞會分泌大量雌激素，其濃度高低可反應濾泡成熟度。通常

一顆成熟濾泡大約分泌150～300 pg/ml之雌激素，依此類推，雌激素越高表示成熟的濾泡數越多。另外，經期中的雌激素值也可以代表濾泡的品質，以濾泡生長期間接受雌激素檢查的總值除以濾泡總數，便可大略評估濾泡的品質。

❻ 黃體激素（Progesterone，P4）

由卵巢及胎盤製造，當濾泡破裂排出卵子後，濾泡細胞轉換成黃體細胞，並開始大量分泌黃體素，黃體素主要作用在子宮內膜使其穩定，以利胚胎著床及懷孕之維持。

❼ 甲狀腺功能

甲狀腺功能主要可由兩個數值來評估，包括甲狀腺刺激激素（TSH），由腦下垂體前葉分泌，並合併測量游離四碘甲狀腺素（free T4）以判斷甲狀腺功能及其異常的原因。不管是甲狀腺功能亢進或是低下對於排卵功能都會有影響。

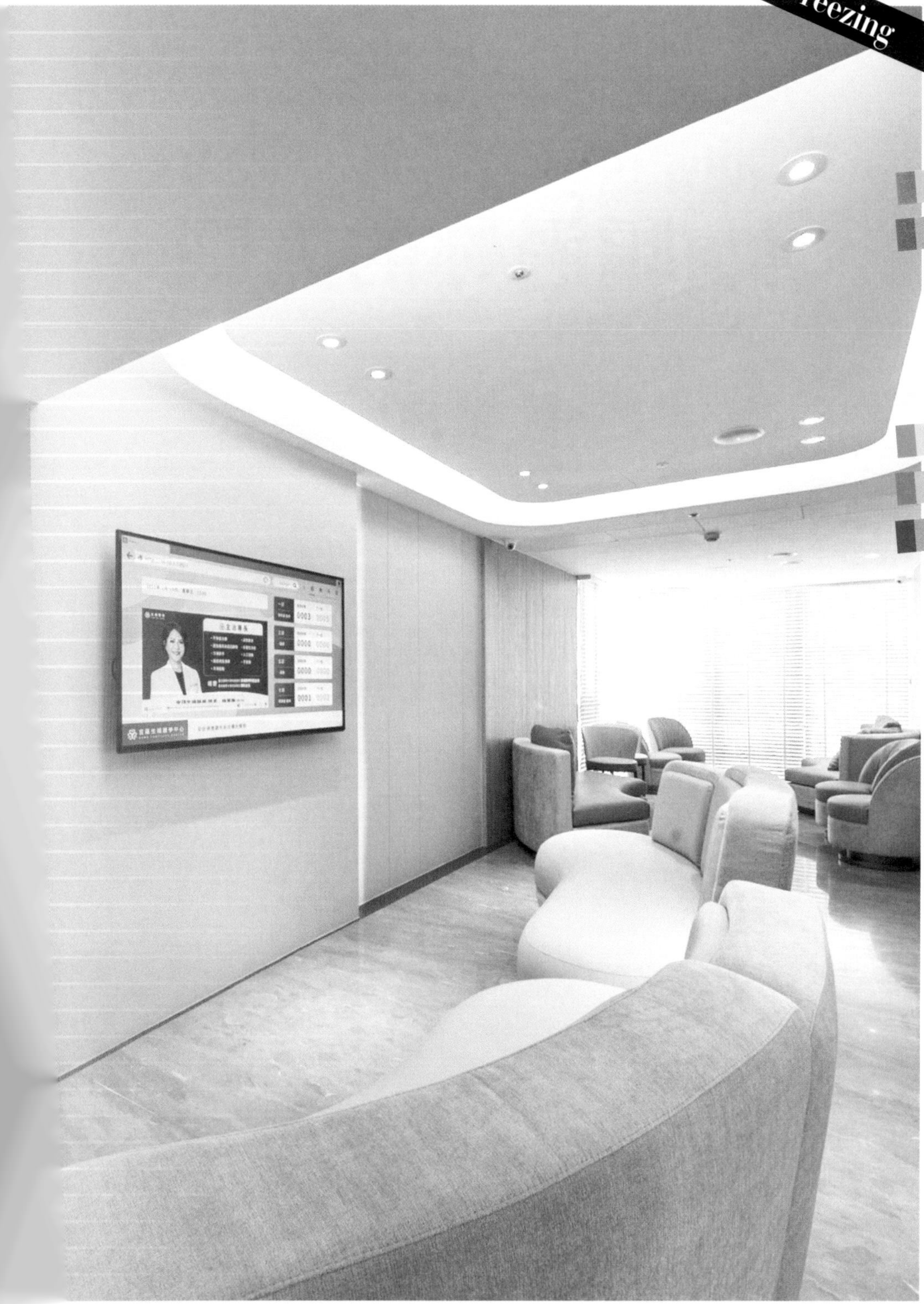

CH1
CH2
凍卵知多少

CH3
CH4
CH5

3 凍卵的原理與流程：
如何騙過妳的大腦？

很多病人對凍卵都有一個迷思，就是「女人一個月排一顆卵，所以凍卵要花上一個月的時間」。沒錯，在正常生理狀態下，每個女性一個月只會排一顆卵，但凍卵是利用排卵荷爾蒙藥物讓卵巢裡多個卵都同時一起長大，而這些排卵藥物又分成長效型與短效型。

醫生會視不同病人的體重、預算、卵巢功能相關的抽血指數、超音波影像、回診的難易度以及學習能力（哈哈～也就是針對沒有辦法對自己下針的人在看診時順便給予長效針），開立不同的藥物，利用藥物騙過妳的大腦，讓多個濾泡同時長大成熟，並且控制卵巢釋放出這些卵的時間來安排取卵手術。

執行取卵手術時，醫師會用一根很細很細的針並伴隨超音波的導引，盯著螢幕把一個一個濾泡裡的卵抽出來，並且在顯微鏡下觀察這些卵的型態與成熟程度，把成熟的卵凍起來，不成熟的卵繼續在培養液中養好養滿，隔天再冷凍。

醫師在月經第1～3天內會開始給予排卵藥，中間平均回診2次監控濾泡的成長和抽血指數，並**在月經第10～14**

天安排取卵手術。從月經來的那天開始算,平均兩週內可完成凍卵整個流程,而不是一般人想像中的一個月。

為什麼月經第2～3天預約看診很重要呢?通常這也是月經量最大、經痛最痛、看診最不舒服的時候,這是因為所有的濾泡尚未發動成長時,醫師可以藉由抽血的荷爾蒙指數以及陰道超音波檢查,來設定給予藥物的劑量並且預測獲卵數。

在月經來潮時做陰道超音波,當然醫生都會用無菌的套子包住超音波探頭,不過這一關真的讓人有點害羞,會搞得檢查檯像兇殺案現場般到處都是血(別擔心,旁邊會有濕紙巾或面紙)。

追蹤濾泡成長的過程中,大約還會再安排2次的抽血及超音波檢查。跟醫師一起看著超音波螢幕來測量卵巢的濾泡一顆一顆長大,讓人有「一暝大一吋」的感覺啊!

此外,醫師也會視抽血及超音波報告再調整一下藥物的劑量(如果長得不夠好就加肥料)。因為要等待抽血報告出爐,所以每次回診大約要花3小時到半天的時間,還好有3C產品可以打發這漫長的等待,時間咻一下就過去囉。

CH1
CH2
凍卵知多少
CH3
CH4
CH5

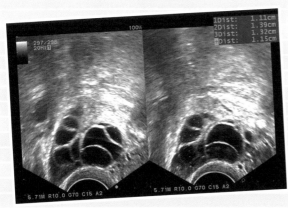

接受排卵藥物刺激生長後,
濾泡發育成又大又圓。

【秒懂抽血荷爾蒙指數的判讀】

判讀抽血荷爾蒙指數時，要看FSH（促濾泡成熟激素）以及AMH（抗穆勒氏管荷爾蒙=卵巢庫存量）。當FSH大於10 mIU/ml、AMH小於1.5 ng/ml就不是好現象。因為FSH大於10 mIU/ml預期對排卵藥物不敏感，AMH小於1.5 ng/ml代表卵的庫存量少。因此如果期待要取到多一點的卵，抽血荷爾蒙的**FSH要低**、**AMH要高**。

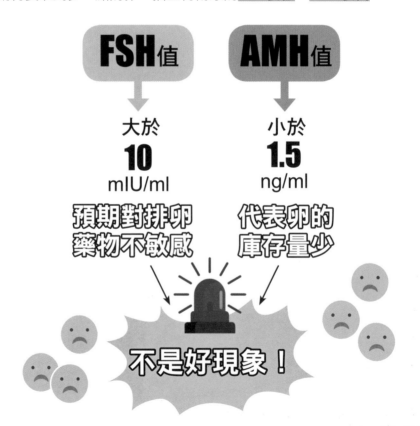

FSH值　　　AMH值

大於　　　小於
10　　　**1.5**
mIU/ml　　ng/ml

預期對排卵　代表卵的
藥物不敏感　庫存量少

不是好現象！

Egg Freezing

CH1
CH2

凍卵知多少

CH3
CH4
CH5

等到葡萄成熟時（濾泡又大又圓），醫師就會決定收成時間，通常會落在月經第10～14天。最後一針「破卵針」非常關鍵，它會決定最終的成熟，並且給妳的大腦下「該把卵都釋放出來了喔～」的指令（大腦這麼好騙，大腦自己知道嗎？冷），接著就在設定好的時間進行取卵手術。

打「破卵針」的時程非常重要，醫師和護理師會像九官鳥講話一樣，不斷重複打針時間（常常發生在晚上到凌晨神智不清的時間；再工商服務一下，我上班的生殖中心有app打針提醒）。最後這一針要很精準（打針後的34～36小時接受取卵手術），否則會發生取不到卵的窘境，讓「貴鬆鬆」的藥全部付諸流水。所以醫護人員會用誠摯的雙眼看著妳，握著妳的雙手，一再重複每一個環節，確保過程中不出錯（可見大腦雖好騙，還是必須騙得精準）。

在不久的將來，要怎麼使用這些凍卵懷孕生baby呢？卵可以凍很久很久（10～20年以上），當妳有一天想當媽媽時，選一個良辰吉時（有的患者還會要求要生什麼星座，所以我要用倒推法計算植入時間），把卵解凍並且受精成胚胎（在臺灣，目前規定要結婚身分方能把卵受精成胚胎，但在其他多個國家可使用精子銀行或指定捐精者的精子），並由醫師用細細的管子把胚胎送進子宮腔內成功著床，等到幸運發育成一個小寶寶，就是美夢成真的時候了（歡迎來到育兒地獄吧😆😆😆）！

凍卵流程圖

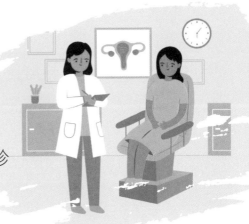

step 1
療程開始
- 月經週期第2～3天就診
- 抽血／超音波檢查

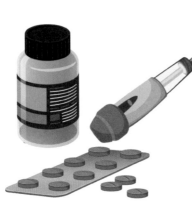

step 2
誘導排卵
- 排卵藥物使用
- 給藥之後的改變：
  小濾泡→大濾泡
- 回診抽血超音波檢查
  （約2次）

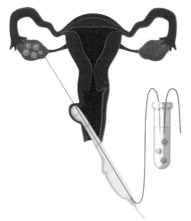

step 3

取卵

- 第10～14天安排取卵手術（因人而異）
- 術前34～36小時注射破卵針

step 4

凍卵

- 依卵子成熟度決定當日或隔日冷凍
- 超低溫冷凍狀態下可儲存10～20年
- 冷凍保管費用約8千～1萬元／年

凍卵費用約**10～15萬元**，費用包含（不同藥物藥費不同）：

1. 誘導排卵藥物費
2. 取卵手術費
3. 第1年冷凍技術費及保管費

Egg Freezing

CH1
CH2
凍卵知多少

CH3
CH4
CH5

4. 我該凍幾顆卵才夠用呢？

理解凍卵的歷史與原理（見P.16）之後，會發現驚人的事實：卵一旦凍起來之後，除了未來要使用時解凍的過程會有一點損傷，其實跟食物放冰箱的冷凍庫完全不一樣（肉冷凍了還是會壞）。卵沒有保存期限，可以放很久很久，時間就這樣靜止，給人一種長生不老的感覺（如果不是法律規定，卵真的可以長生不老。但一旦人過世，生殖細胞必須銷毀。所以應該是說妳可以活多久，卵就可以凍多久）。

凍卵的時機

既然卵凍起來之後就靜止，凍卵的時機點便顯得相當重要。做凍卵時必須是卵品質仍佳之際，35歲前的成功率大於35歲後才做凍卵的成功率。所謂的「成功率」，是指最後可以順利活產一個健康baby的機率。

聽起來越年輕凍卵越好，但婦產科醫師們總是打槍20幾歲的女孩兒，想辦法勸～退～她們，畢竟還有好幾年可以找對象自然地懷孕生子，何必在20幾歲花錢做這件事？

CH1
CH2
凍卵知多少
CH3
CH4
CH5

臨床上偶爾會幫年輕女孩凍卵主要有兩種原因：

1 年輕罹癌的患者

預計接受各種癌症治療，治療前先把生殖力保存下來。

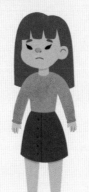

2 少見的「早發性卵巢衰竭」病患

小於1%婦女會發生，她們等不到35歲，卵巢就快罷工進入更年期，因此必須凍卵（所以27～28歲如果公司有安排健康檢查，順便驗一下AMH很重要，可以提早發現是否有卵巢衰竭的狀況）。

對於一般女性，30～35歲做凍卵最符合經濟效益，最好別超過37～40歲才做。這個時期通常有了穩定的收入和工作，也可能因為事業和學業的衝刺，在愛情路上跌跌撞撞而耽誤黃金生育期。

醫生會針對個人化的條件，評估每一位病人做凍卵的利弊得失，給予最中肯的建議（中肯可能也很傷人，女人最怕被說高齡，尤其是卵巢衰竭，必須迂迴地解釋，免得造成一箭穿心的打擊。還記得剛當醫生少不更事的時候，我總是解釋得太直，講完感受到一股寒意，原來是病人淚流滿面配上憎恨的眼神）。

凍卵該凍幾顆？

一顆卵絕對不等於一個寶寶，除了解凍的過程會有損傷，之後生出寶寶的機率也取決於當時凍卵的年紀、凍卵的數目，以及取出來的卵的品質；品質好才容易受精成功，因此凍卵前要與醫師詳加討論才行。

【影響凍卵成功生出寶寶的原因】

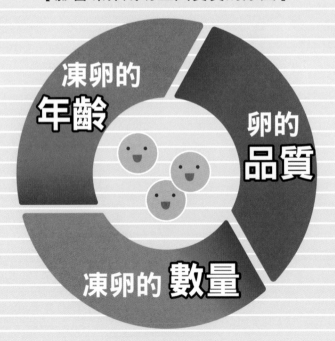

其實凍卵就類似買保險的心態，通常是以生一個baby為考量來準備。凍卵需花錢、花時間、花精力，我們用下表簡單的數字來看看到底每一個年紀凍幾顆卵才夠用呢？

*註：「夠用」指的是平均能有一個活產的baby，當然如果妳堅決想生一個籃球隊、足球隊，就需要凍更多的卵！

CH1
CH2

凍卵知多少

CH3
CH4
CH5

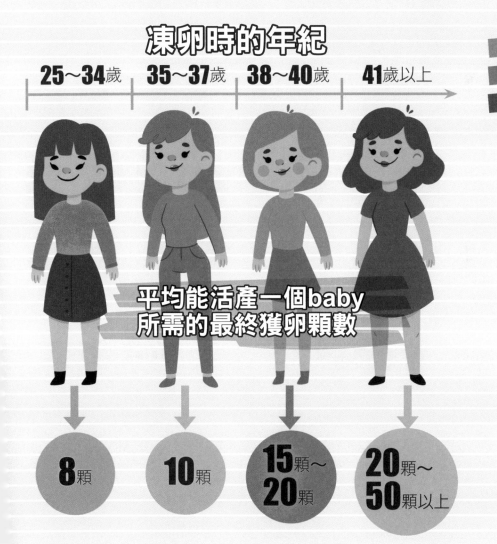

凍卵時的年紀

25～34歲　**35～37歲**　**38～40歲**　**41歲以上**

平均能活產一個baby
所需的最終獲卵顆數

8顆　**10**顆　**15**顆～**20**顆　**20**顆～**50**顆以上

做過取卵手術的姐妹淘們有時會互相交換心得，比較一下最後獲得的數目（是有多競爭，連這都會拿來比較）。30～40歲平均獲卵數會落在5～20顆之間。一般來說，年紀越輕獲卵數越多。最終獲得20顆以上是體質好、天賦異稟，在姐妹之中可以抬頭挺胸。

醫師在給完排卵藥物並追蹤濾泡發育的過程中，會用超音波觀察濾泡長大的程度跟數目，這時病人也都可以在螢幕上看著自己肚子裡的影像。連我自己凍卵過程都情不自禁地跟著數（先自首，我個性也是好強又愛比較），預測可以獲得幾顆卵，但最後的卵數不如所願是件很傷心的事。我曾遇過40歲以上的病人，因為太晚知道世界上有凍卵這項密技，經過與醫生諮詢評估後，還是決定一做再做，累積到她滿意的數目為止。

醫師會根據每一位病人的AMH（卵巢功能指標）、其他卵巢功能相關的抽血指標、超音波檢查、年紀、體重等，預測需要給予的藥量以及最後可能獲得的卵數。而病人的年紀、是否做過卵巢手術、是否做過化療都與卵巢庫存息息相關。

如果最後與醫生討論後，得知可能需要大於一次的凍卵療程，是否進入療程就取決於病人如何衡量自身的經濟資源分配了。此時也不妨思考「未來有生育的機會到底對妳有多重要？」、「如果無法生育會有多少遺憾？」我覺得每一種價值觀都很棒，相信每一位醫師都會與病人一起討論，做出一個最適合妳的決定。

【我的卵最晚幾歲要用掉】

CH1

CH2

凍卵知多少

CH3

CH4

CH5

生殖科技的發展把當母親的可能性拉到一個全新的篇章，法規制定以及各種醫療倫理的辯論已經跟不上科技的進步。隨著全球各地一直有新的案例發表，50歲以上才當媽媽已經不稀奇，甚至有60歲到70歲的媽媽不斷被新聞報導。

每一個國家甚至每一家診所對凍卵年齡的規則都不一致，例如在比較保守的國家或醫師通常不願意幫44歲以上的婦女取卵。美國婦產科醫學會普遍的共識是，用患者本身的卵或是年輕捐卵者的卵進行人工生殖，把年齡上限設定為**55歲，大約是一般婦女自然停經年紀。**（他們這樣假設：如果造物者把女性停經年紀設定於55歲左右一定有祂的理由吧？）

社會學家、女權主義者、同志權益促進者、不孕科醫師、產科醫師、小兒科醫師、心理學家等，每天都對人工生殖法律的修改爭辯不休。

到底多老可以當媽媽？高齡媽媽對小孩有什麼正面影響，又有什麼負面影響？超高齡懷孕有什麼副作用和併發症？生育權的自主性？代理孕母是否會把女性的子宮物化？單親家庭、雙親家庭、同志家庭對於小孩的影響差別在哪裡？這些議題需要另外寫十本書才有辦法完整表述，而我相信在未來的十年，還會有許多生殖醫學劃時代的革命是我們現在無法想像的，就像我們三十年前無法得知智慧型手機、互聯網、社群網路會徹頭徹尾地翻轉了大眾的生活。

5. 哪些人不適合凍卵？

幾歲的女性不適合凍卵？

到底幾歲已經不適合凍卵？這是個大哉問。原則上還沒到更年期、還有卵的女性，就可以凍卵。但是從我們前面談到的女性生育時鐘（見P.20）可知，超過40歲的卵數量、品質好的比率都不高，如果是妳會想保存下來嗎？妳願意為了保有一線生機重複做好幾次凍卵嗎？

當超過40歲選擇做凍卵的時候，是不是也應該同時考量預計幾歲要做這些累人的育兒工作？50歲嗎？妳心中對於當媽媽的上限有自己的一把尺嗎？如果當妳60、70歲時，小孩才10歲，這是妳的人生的規劃嗎？

在此，我客觀地提出一些數據，讓如果把育兒放進人生「To-do」list的妳可以多一些思考。年輕時凍卵當然可以達成未來懷孕的夢想，但高齡懷孕又會伴隨哪些風險呢？（這樣寫起來似乎還是被一條無形的繩子綁住啦，想懷孕還不能拖到太晚呢～）姑且不分使用的是新鮮的或是之前冷凍起來的卵，40歲之後懷孕，妊娠高血壓、妊娠糖尿病以及流產的比率會大幅升高。

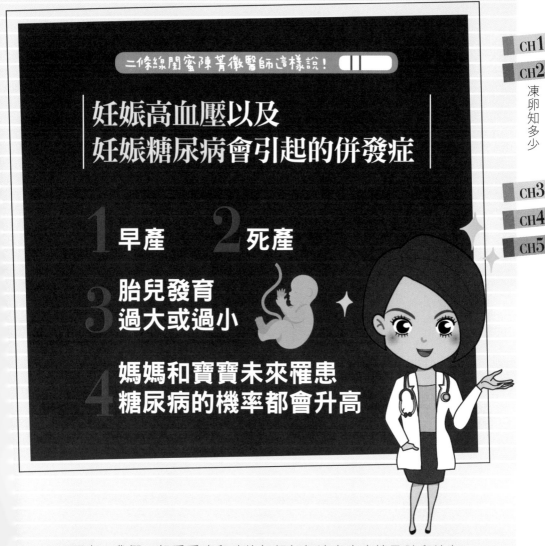

二條線閨蜜陳菁徽醫師這樣說！

妊娠高血壓以及妊娠糖尿病會引起的併發症

1 早產　　**2** 死產

3 胎兒發育過大或過小

4 媽媽和寶寶未來罹患糖尿病的機率都會升高

CH1
CH2
凍卵知多少
CH3
CH4
CH5

　　再來，我們一起看看凍卵時的年紀如何決定未來懷孕胎兒染色體異常比例。一般人最為耳熟能詳的叫做「唐氏症」（第21對染色體異常），這也是政府補助34歲以上懷孕婦女篩檢的項目之一。

為何只補助34歲以上，而不是補助24歲以上？相信大家讀完這本書前面的內容，也對卵隨著年齡增加品質變差、染色體異常率增加的科普倒背如流了吧！基本上，34歲、35歲就是一個卵數量品質的分水嶺。

【懷孕年紀的風險比率】

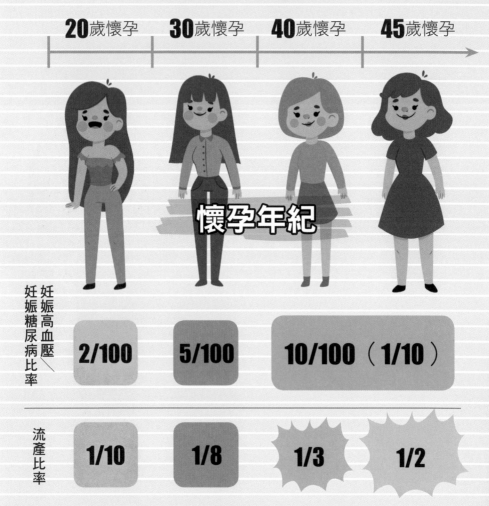

20歲懷孕　30歲懷孕　40歲懷孕　45歲懷孕

懷孕年紀

妊娠高血壓／妊娠糖尿病比率

| 2/100 | 5/100 | 10/100（1/10） |

流產比率

| 1/10 | 1/8 | 1/3 | 1/2 |

媽媽自然懷孕或是使用凍的卵的「卵齡」所懷孕的胎兒	染色體異常比率	唐氏症異常比率（所有染色體中第21對染色體異常）
20歲	1/500	1/1300
30歲	1/400	1/1000
40歲	1/60	1/100
45歲	1/20	1/30
49歲	1/15	1/10

CH1
CH2
凍卵知多少
CH3
CH4
CH5

　　除了這些醫學上生硬的數據和名詞，高齡懷孕其實也有一些優點，例如她們通常經濟基礎比較穩固，也可提供小孩較佳的照顧，並且心智發展成熟，能充分認知到當媽媽的責任。

　　而一個女性要到達經濟自給自足的程度，是需要付出許多時間和心力的。這些女性可能每天早上最早上班，最晚離開公司，以求在老闆心目中留下最佳印象，偏偏跟生育最佳時期就這樣擦身而過。

　　如果要我說最適合凍卵的時間是幾歲，考量到懷孕跟照顧小孩的年紀，我認為大約是介於30～40歲，盡可能不要超過35歲。畢竟試想未來有一天，當妳的小孩6、7歲進入又跑又跳的年紀，妳希望自己是以幾歲的體力在照顧他（們）呢？

　　在經過深思熟慮後，究竟幾歲對妳而言是太老，我相信每個人的答案都會有所不同。這也是身為一位生殖不孕專科醫師，每天最享受於工作的因素之一，配合不同的人生故事，一起找出最好的方式；相信有智慧的妳，一定會做出最適合自己的決定。

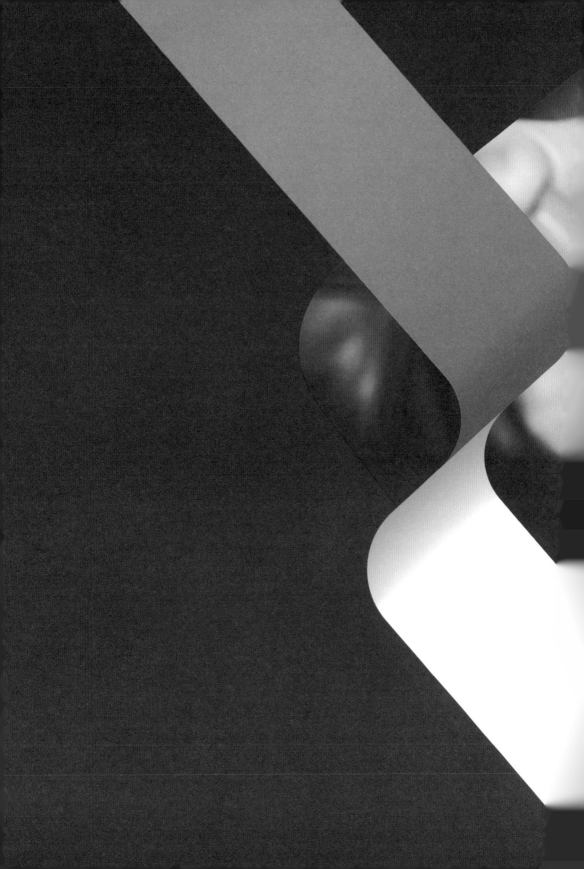

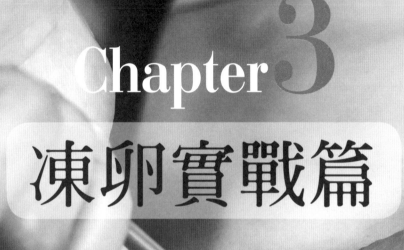

Chapter 3

凍卵實戰篇

1.

排卵藥物可能導致的副作用以及注意事項

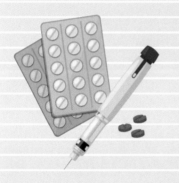

　　整個凍卵的過程中，最讓人覺得艱困的關卡應該就是「打排卵針」了吧！取卵雖然是手術，但畢竟人已經麻醉睡著了；抽血只要不看，都是別人下手的。但是打排卵針需要克服心中的恐懼啊，多少人有這種勇氣，能夠一把抓起自己的肚皮消毒，並且拿針戳進去呢？

　　雖說現今已開發出長效針劑，一針可以抵六七天，但卻不一定適合每個人。整體統計起來，在凍卵流程中，前半段激發濾泡生長的過程會注射到針的次數大約介於2～14次之間（相較之下，男人冷凍精子只會被趕進一個小房間，在裡面看看愛情動作片、黃色書刊，最後裝進一個小罐子就完成。冷凍精子實在比冷凍卵子簡單，娛樂性又更高一點，女人根本還沒生小孩，光是把卵子保存就這麼費功夫，實在是太不公平啦～）。

　　有些人會選擇自己在家打針，有些人會跑到醫院請護理師幫忙。越是「防呆」的針，價格也會稍微高一點。有的針會做成筆的樣子，只需要轉轉轉，轉到該施打的刻度，再打開筆蓋往自己注射即可。

CH1
CH2
CH3

凍卵實戰篇

CH4
CH5

粉狀的藥物需要多點時間學習，但價格比較親民。打針前會把家裡搞成一個化學實驗室，先抽水，再去混合粉搖一搖，充分混合後再施打。有時候一次得混好幾瓶粉，會讓妳重溫小時候的科學課。若領到這種需要有慧根的藥，在離開醫院之前，護理師會進行一對一的教學，確保妳在家也能正確操作（不管如何操作，別讓針戳到自己或是戳到身邊的人就對了）。

濾泡長到一定大小以上，有可能會誘發自己排出，所以每一位醫師的方法不同。有些會從療程一開始就加入口服藥或是誘導排卵，到中途再加上另一種針等等（又是多的針……），以抑制自發性的排卵，確保取卵手術時不要提前排出（＝卵全跑光啦）。

最後最關鍵的一到兩針設定於取卵手術前約34～36小時，醫師會給妳一個精確的時間（精確到幾點幾分），要視這個指令為「聖旨」。

大部分人是一針，少數預測濾泡較多，有卵巢過度刺激症候群危機的會給予兩針（就左右各打一針唄）。

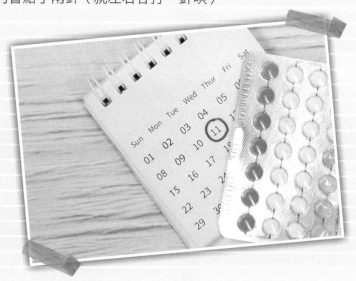

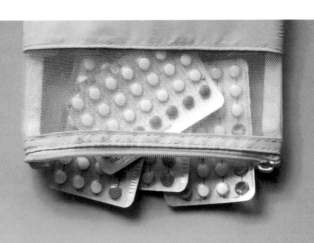

排卵藥物可能帶來的副作用

　　一般來說，女性一個週期排一顆卵，而雌激素也會隨著這顆卵的長大而上升，在排卵前達到最高。既然我們給了誘發排卵的針劑，讓多個濾泡一起成長，可想而知體內的雌激素會跟著水漲船高，遠高於自然生理週期的數值。在這樣的狀況下可能會有點水腫，還可能有**多愁善感**、**情緒波動**、**腹脹**等副作用。

　　卵巢在刺激之下體積變大，因此從開始給予排卵藥物時，就要避免運動、舉重、轉動、扭動，以免發生「**卵巢扭轉**」（連結卵巢的血管扭轉打結，可能導致卵巢缺血壞死疼痛）。而卵巢恢復到原本大小，大約要在取卵手術兩三週後才可以恢復平常的運動習慣，有運動習慣的女性可能要忍一忍了。

　　「**卵巢過度刺激症候群**」發生機率約1%，經常發生在年輕、較瘦、多囊性卵巢症候群、濾泡超過15～20個以上的病人。主要表現症狀可能有：

Egg Freezing

CH1
CH2
CH3

凍卵實戰篇

CH4
CH5

腹脹

胸腔腹腔
積水

卵巢
增大

尿變少

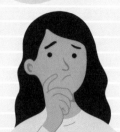

「卵巢過度刺激症候群」
的症狀表現

呼吸喘

體重
快速增加

大部分發生的狀況都屬輕度的卵巢過度刺激，只要攝取足夠水分以及高蛋白飲食，避免過度運動，不要碰撞或是壓迫到腹部，就會在一兩週內慢慢消退。極少數病人會發生中度或重度的卵巢過度刺激，此時則需要住院治療。

各式各樣的排卵藥物已經發展40～50年，醫護人員使用得越來越純熟，也有預防卵巢過度刺激的方法，比起過去，這樣的副作用越來越少見，只要在取卵手術後謹記醫護人員的衛教須知，就能即時預防喔～

2. 取卵手術
畢竟還是手術啊！

取卵手術平均約花費15～20分鐘，時間視獲卵數而定，卵越少越快結束（這當然不是大家想要的吧？既然要取卵，大家都希望能有一定數目以上，不然一顆卵有多貴啊～～）。

在超音波即時畫面呈現下，醫師會用一根細細的針經過陰道壁刺進卵巢的濾泡，並且用一點負壓把卵子抽吸出來，再送到實驗室，由胚胎師在顯微鏡之下一顆一顆把它們找出來。

取卵手術畢竟是一個麻醉手術（類似無痛的健檢大腸鏡麻醉），會先由麻醉醫師經靜脈打針到血管，接著注射麻醉藥讓妳慢慢地睡著，大約過20分鐘後，會聽到有人大叫妳的名字，當妳眼睛張開就表示手術結束囉！

因為需要全身麻醉，術前必須經過麻醉諮詢（也就是麻醉醫師會問一大堆問題。這個時候不可以謊報體重，或是說平常都不喝酒但其實是酒鬼。如果說謊的話，麻醉藥劑量會不夠～～～呈現無法麻倒的窘境，跟麻醉醫師大眼瞪小眼）。

為避免術中嘔吐嗆到呼吸道，所以我們會規定手術前8～12小時要禁食（包括固體液體都不能吃，水也不能喝喔！）。有時候一起床真的會忘記這項規定，暈頭轉向地不小心喝下一大杯中

冰奶，我就遇過病人因此必須在「不麻醉」的情況下清醒地接受取卵。我個人不太推薦不麻醉取卵，畢竟我很神經質，但意志堅強的人可以試試看（比如卵數真的不多，平常又可以忍受最用力腳底按摩的這類人）。

此外，患者在麻醉下，醫師必須持續監控血液循環，所以術前要卸掉指甲，不能戴首飾金屬物，並且「素顏」前來報到。這些事情在術前我們都會不斷提醒患者，但總是有人頂著大濃妝加上水晶光療指甲出現，只好當場緊急卸除。其實我本人也有點強迫症，不化妝不敢出門（怕嚇到人），所以接受取卵手術那天我只好戴著大口罩（又不是明星，偶包到底哪來的XD）。

為了降低細菌感染，手術室通常都蠻冷的，這時護理師會給妳溫暖的棉被或是烤燈（好像坐飛機齁～醫師沒有這種福利，所以每天上班都很清醒，再想睡，一進手術室就凍到牙關打顫）。

CH1
CH2
CH3
凍卵實戰篇
CH4
CH5

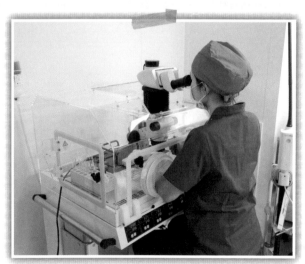

胚胎實驗室技術長在仿造媽媽子宮37℃恆溫的環境模擬器操作。

更多胚胎的相關
小知識都在這裡喔

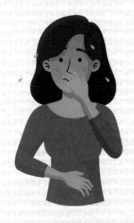

一般患者麻醉醒來都昏昏沉沉的，我們會先讓妳到恢復室休息一小時左右再回家。

在恢復室時，旁邊會有一台機器每幾分鐘就自動測量心跳、血壓、生命徵象等等。大部分的人會遇到取卵後的不舒服，包括：下腹悶痛、頭暈、噁心想吐、血壓不穩；這些症狀都可以靠藥物緩解。

所以當天一定要準備一位18歲以上的成年人陪伴妳一起回家（當然妳自己不能開車或騎車，要讓陪伴妳的朋友或家人開車，或一起搭計程車、大眾交通工具）。

取卵後返家，務必要依照醫師指示用藥直到下一次月經來，期間不可以有劇烈運動，並留意陰道出血的情況，血量爆多、發燒伴隨下腹部劇痛時，都要立刻跟醫師聯繫！

取卵數目多（超過20顆）的時候要特別注意，可能發生「卵巢過度刺激症候群」，症狀包括：體重快速增加、腹部腫脹、排尿量減少、呼吸喘（看起來會很像真的懷孕）。所以回家後必須每天量體重（一天增加超過一公斤要聯繫醫師），服用高蛋白飲食（例如清燙的肉、海鮮、豆漿、豆腐等），並且密切注意排尿量。

CH1
CH2
CH3

凍卵實戰篇

CH4
CH5

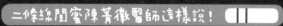

二條線閨蜜陳菁徵醫師這樣說！

取卵後要對自己好一點

　　其實取卵手術在所有手術當中算是輕鬆的，我本人偏偏在家裡躺了個兩天，卵巢反應太好，脹大約一週內會消除。手術後唯一的好處，就是餐餐跑到涮涮鍋去吃肉片豆腐。記得取卵後對自己好一點喔～

這些是我自己的冷凍胚胎喔～

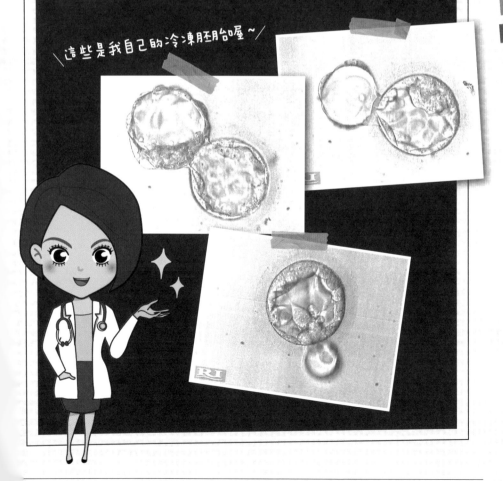

3. 未來要使用凍卵的 懷孕流程

一顆卵絕對不代表一個寶寶

在凍卵前需先破除一個迷思——「濾泡數≠獲卵數≠胚胎數」，這個迷思也是做試管嬰兒的病患常有的。

為什麼成功凍住一顆卵卻不等於一個寶寶呢？解凍卵子時會有耗損，本中心凍卵解凍後存活率為90%以上，卵與精子的平均受精率為70%，受精後在實驗室體外成熟發育為可植入的胚胎（通常為囊胚）的機率大約40%，因此所有的凍卵經過一路過關斬將，最後只有25%會長成可植入的胚胎。

【如何從凍卵變成一個寶寶？】

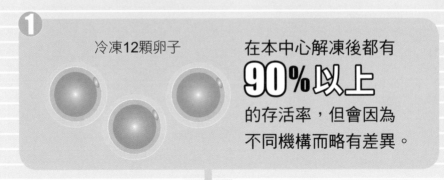

❶ 冷凍12顆卵子

在本中心解凍後都有
90%以上
的存活率，但會因為不同機構而略有差異。

②

解凍後存活剩**10顆卵**，並且與精子受精成為受精卵。

CH1
CH2
CH3

凍卵實戰篇

CH4
CH5

③

40%可以成功發育成植入的胚胎。

④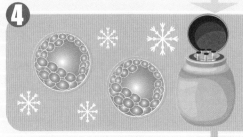

植入**1～2**個胚胎，其餘冷凍起來。

⑤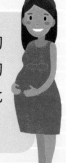

假使是使用35歲前凍的卵，植入1～2顆胚胎的懷孕率約5～6成，但假使是使用36～40歲凍的卵，植入1～2顆胚胎的懷孕率約4～5成；因此還是35歲以前凍卵品質最佳，未來懷孕率較高。

⑥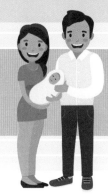

成功生育一個健康寶寶。

從上述可知「一顆凍卵不等於一個寶寶」，現在讓我們用簡單的數學拆解一下吧！如前頁的圖，假設某位35歲女性有12顆凍卵，在她未來要使用之際，解凍存活率介於**75%～90%**（解凍存活率範圍很廣，與各家機構的實驗室品質、胚胎師操作相關。近幾年冷凍解凍技術先進，本中心有九成以上存活率的水準）。

在此以最先進的90%存活率來計算（會剩下10顆卵存活），與伴侶的精子受精後，平均有40%會成功受精並且發育至可植入的胚胎（即4顆胚胎）。為了避免雙胞胎或是多胞胎，醫師依據胚胎的等級，通常會植入一到兩顆胚胎，少數狀況也可能植入大於兩顆以上胚胎，多的胚胎可冷凍起來等待下次使用。

植入胚胎大約只需幾分鐘時間，與平常內診差不多，不用麻醉也不會有疼痛的感覺。植入後成功懷孕的機率視凍卵的年齡而定，因此我們通常建議有相關需求的女性在35歲之前凍卵（年紀太大會影響後續解凍後受精卵品質，35歲是計算出來CP值最高的年紀）。

二條線閨蜜陳菁徽醫師這樣說！

未婚也能使用
自己的凍卵受精懷孕嗎？

目前臺灣的「人工生殖法」並未開放未婚女性解凍受孕，若想使用凍卵受精懷孕，女性須為結婚狀態才可用冷凍卵子。這也是在凍卵前須要考慮的因素之一。如果想要未婚懷孕，必須轉介到國外機構方能達成夢想。

要凍卵的女性會在取卵室取卵，胚胎師會用保溫的儀器來進行取卵，以確保卵子從身體出來時和運送過程中，都是處在跟身體一樣的溫度喔！

CH1
CH2
CH3

凍卵實戰篇

CH4
CH5

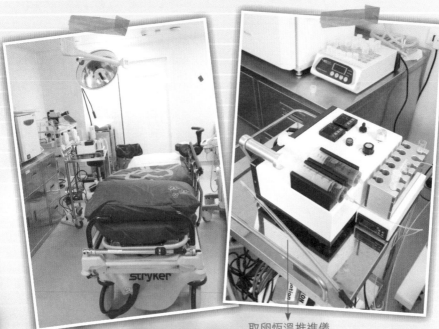

取卵恆溫推進儀

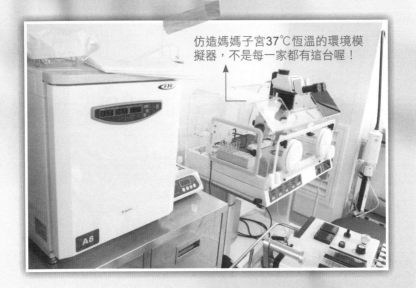

仿造媽媽子宮37℃恆溫的環境模擬器，不是每一家都有這台喔！

4. 凍卵前該做什麼準備呢？

在進行取卵手術時，每一顆取出來的卵，都會經過胚胎師在顯微鏡下詳細地端看，以評估卵子的狀態是否健康良好。而卵子被取出來的那一刻，就已經決定它的樣貌了。

【不健康的卵子寶寶】

可以透過一些線索來判斷卵子是否健康，而不健康的卵子看起來會有以下特徵：

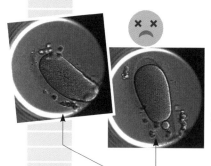

1 顏色暗沉　　**2 顆粒雜質**

3 邊緣腔過大

4 中心黑團　　**5 卵殼異常**

不健康的卵子寶寶，
形狀橢圓

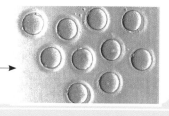

健康漂亮的卵子寶寶，
呈完整圓滑之圓形

可能造成這些異常型態的原因：

內在
因素影響　→　年齡、基因缺陷

外在
因素影響　→　營養、飲食、生活習慣

年齡一直是生育上最大的限制，年齡無法扭轉，但外在條件的調整，是有助於改善卵子品質的。透過改善生活型態、有計劃地補充關鍵營養素及健康飲食，對於改善卵子品質有顯著的幫助。因此如果在計劃凍卵前，同時規劃兩到三個月的「養卵期」，不僅可使身體更加健康，也會迎接強壯的卵子喔！

CH1
CH2
CH3

凍卵實戰篇

CH4
CH5

養卵期應該怎麼做

🖤 1. 改善飲食

改善飲食通常為一般人在調理身體時，第一個想到的方法，總是會追求吃得健康來改善身體的問題。而對於想要養卵的女性來說，「地中海飲食」是一種很健康的飲食模式，這種飲食方式富含不飽和脂肪酸，像是橄欖油、魚、堅果等，以及抗氧化劑，相當適合調理身體以提高卵子品質。

【什麼是地中海飲食？】

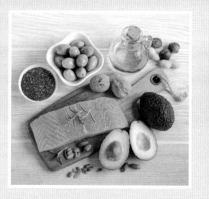

與食材來源無關，只要掌握「高纖、高鈣、優質蛋白質、抗氧化」的大原則，並多加攝取豐富的水果、蔬菜、全穀物、魚肉堅果及橄欖油，就是所謂的地中海飲食。

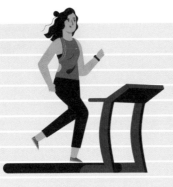

♥ 2. 養成運動習慣

運動可以代謝掉體內的廢物，同時強健身體，因此為了養卵，我們也可以透過規律的運動，逐步代謝體內的廢物，養出健康身體及高品質卵子。一週可以運動三至五次，從輕度開始逐漸加強強度，讓身體慢慢養成運動的習慣和步調。

♥ 3. 禁止抽菸

要有健康的卵子，是絕對不能抽菸的，有抽菸習慣的患者可是會被我退貨的喔！在臨床上看到太多隱瞞抽菸，結果取出來的卵子慘不忍睹的悲劇，我總是像「孫叔叔」以及「緝毒犬」的綜合體，能夠敏銳地發現患者有抽菸習慣，一在病人身上聞到些許菸味，就會苦口婆心地勸告。香煙菸煙霧中的有害毒素，可以輕易地進入卵子周圍的濾泡液，嚴重影響卵子品質及數量，同時也會需要增加排卵藥用量，以增加卵子排出。

【吸菸對生育年齡女性的影響】

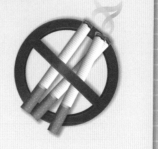

吸菸的女性中，活產率相比一般女性低30%，並且流產率增加5%，生育年齡會比實際年齡還老十歲！不想年紀輕輕卻看起來老態龍鍾的話，戒菸是勢在必行的。

4. 遠離酒精

人體在酒精代謝時會影響到卵子品質，一週盡量保持在四份酒精以下（一份酒精約等於一杯紅酒＝一瓶啤酒＝40c.c.烈酒），比較不會傷害到卵子的品質。而取卵前一週更不適合飲酒，飲酒會使得卵數量減少13%！

CH1
CH2
CH3

凍卵實戰篇

CH4
CH5

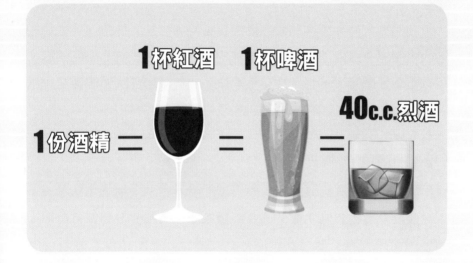

5. 控制體重

若是要有適合取卵的身體，盡量將體重維持在BMI 20～25之間，因為超重女性（BMI>25）往往對卵巢刺激反應低，就會需要較長時間地使用高劑量的排卵藥，以達到正常BMI值女性的卵巢刺激效果。超重女性通常也會影響到總取卵數、卵子成熟率及卵子品質。

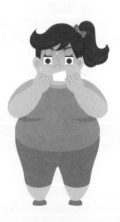

💕 6. 充足及良好睡眠

睡眠是最好的舒壓，不僅療癒身心，也是調整身體適合取卵的方法。在取卵前一定要有充足的睡眠，千萬不要兩眼熊貓的來取卵喔！

💕 7. 減少壓力

在壓力大時身體容易會造成皮質醇分泌增加，這種與壓力相關的荷爾蒙，會降低卵子成熟時所需的女性荷爾蒙，進而影響療程。所以不管是冥想、打坐、放空、瑜伽……，讓自己的頭腦淨空，排解壓力，才能讓取卵的過程更加順利，卵子品質更好。

💕 8. 服用營養補充品

市面上的營養補充品百百種，相關成效的研究數據不夠龐大，各家廠牌品質也良莠不齊，因此很難確定營養補充品是否真的對生育女性有所幫助。目前為止最多研究探討的是DHEA（氫異雄固酮）和輔酶Q10（Co Q10）。

DHEA為荷爾蒙的前驅物，隨著年齡上升自己體內製造的量會下降；Co Q10為抗氧化物保護細胞，這兩種營養補充品適合卵巢功能低下的婦女。目前關於這兩種營養補充品的效果，還沒有太多定論，有些研究認為對於提升卵子品質與數量有所幫助，有些則認為沒有差別。

如果妳的「卵巢功能或卵子庫存量」落在拉警報的範圍，還是可以諮詢醫師適合補充的劑量，與適合哪些保健食品。

其他林林總總的品項還很多，像是褪黑激素、維生素C、維生素E、維生素D、L-精氨酸、肌醇、葉酸等等，都是可以在詢問過醫師後根據需求服用。

CH1
CH2
CH3
凍卵實戰篇
CH4
CH5

♥ 9. 遠離塑化劑

從我們一早睜開眼睛開始，就被各種塑化劑包圍。生活中有各種環境荷爾蒙會對我們的生殖功能造成傷害，越香的東西通常越危險，像是彩妝、香氛、髮膠、保養品、乳液等等，或多或少都含有塑化劑的成分，而裝潢用的油漆和溶劑等刺激味道，對荷爾蒙影響也很大。

這些物質多多少少會對身體造成影響，所以如果我聞到病人身上有重重的香水味，也會請她明天開始暫時先不使用，以避免影響到卵子的狀態，可以等到取卵之後再盡情地「玩美」。在日常生活中也希望大家可以減少塑化劑的接觸，既環保又健康。

5. 凍卵？凍精？冷凍胚胎？有什麼不同？

特·別·介·紹

胚胎實驗室技術長：陳映潔

現職：宜蘊生殖醫學中心胚胎實驗室技術長

人工生殖相關經驗：

· 陽明大學遺傳所 碩士

· 慈濟分生所基因轉殖實驗室

· 馬偕醫學中心生殖與內分泌研究室

經歷：

· 國泰生殖醫學中心胚胎師

· 馬偕生殖醫學中心 技術組長

· 訓練多位胚胎師取得合格執業執照

· 完成馬偕首例凍卵寶寶

· 完成馬偕首例PGS寶寶

· 發明臺灣首台取卵恆溫推進儀（P.71照片）

　取得專利權，現各大生殖中心採用

· 試管嬰兒室籌劃顧問

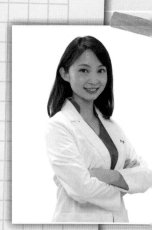

Egg Freezing

CH1
CH2
CH3

凍卵實戰篇

CH4
CH5

最近搬新家，不斷爬文要買哪一台冰箱，才發現現在的冰箱功能也太強大了吧！除了傳統的冷凍跟冷藏外，還有急速冷凍、微凍結、零度低溫保鮮等等。各種五花八門的功能，目的都是為了要讓食材能保持在最佳狀況。這也讓我聯想到我們冷凍精子、卵子、胚胎，雖然都是冷凍保存，但它們特性其實各不相同，都需要為它們各自量身訂做一套專屬的冷凍規則，才有辦法讓它們真正地保鮮。

在臨床的經驗中，發現有不少患者真的以為我們把胚胎放在冰箱冷藏，也很多患者其實搞不清楚精子、卵子、胚胎到底有什麼不同。其實簡單來說，精子、卵子都是生殖細胞，在醫學上也稱為配子，它們各自都只帶有一半的遺傳物質，要等到遇到對的另一半，結合之後才會完整，這時候就稱為胚胎，也就是生命的起源，這也是為什麼我們會一半像爸爸一半像媽媽的原因。

一次弄懂凍精、凍卵、凍胚胎

為什麼近年來全球都在流行單身女性凍卵以儲備生育能力，但是卻沒有人在宣導男生來凍精呢？這是由於正常男人每天都在製造新鮮的精子，所以較不受年齡影響，40歲還能像一尾活龍，只要體力還行，要老來得子並非難事。但女性就比較吃虧了，註定要受到無情歲月的催促，因為當我們還在媽媽肚子裡玩臍帶的時候，卵子工廠已經悄悄開工，把卵子半成品都先準備好了，我們幾歲卵子也就屯貨了幾年，因此過了最佳生育期（35歲以後），卵子品質便會隨著時間不斷下降，染色體異常率則不斷攀升，想有個健康寶寶，就只能跟時間賽跑了。幸運的是，現在生殖科技已經做到可以幫卵子凍齡，讓女性在生涯規劃上能更有自主性。

而冷凍精子、冷凍卵子、冷凍胚胎，又有什麼不同呢？

以下用表格來比較，讓大家更容易了解：

	凍精
適用情況	・癌症治療前 ・寡精症 ・無精症（保存睪丸組織） ・試管療程當天無法取得精子（取精困難或先生不在國內） ・結紮前預存精子 ・精子捐贈
法定保存年限	目前無規範
所有權	檢體主人（男方）
使用限制	檢體主人死亡即無法使用
技術門檻	精子本身結構含水量少，不易受到冰晶傷害，但對於冷凍保護劑卻非常敏感，解凍後折損率高，且會有DNA斷裂的情況。不過精子數量通常很多，解凍後還是足以施行人工授精。

Egg Freezing

CH1

CH2

CH3

凍卵實戰篇

CH4

CH5

> ☆ 這些冷凍精子、卵子、胚胎都是被放在液態氮裡保存，對他們來說，在-196℃的絕對低溫下，就像是時間靜止了一般，冷凍一天和冷凍十年的解凍效果是一樣的，不會因為放置時間太長而品質變差，達到真正的凍齡！☆

凍卵	凍胚胎
• 癌症治療前 • 趁年輕保存生育能力 • 卵巢早衰或老化，需收集足夠卵子數量進行試管療程 • 突發狀況 （療程當天無可用精子） • 卵子捐贈	• 療程中有多餘良好胚胎 • 胚胎做著床前染色體篩檢 • 當下子宮有狀況不適合胚胎植入
目前無規範	滿十年必須銷毀
檢體主人（女方）	夫妻共同擁有，將來不論要解凍、植入或要銷毀都必須雙方同意。
檢體主人死亡即無法使用	夫妻有一方死亡或解除婚姻關係，胚胎須依法銷毀。
卵子體積大，冷凍、解凍過程中容易產生冰晶造成細胞損傷，需要較高技術門檻及純熟經驗。	玻璃化冷凍技術已經發展純熟，大部分的生殖中心都能達到高存活率。

為什麼凍卵技術門檻比較高？

　　冷凍保存技術在發明時最基本的要求，那就是不要讓細胞死掉，保持品質甚至是提升品質，都是後來的事了。為什麼冷凍會造成細胞損傷？其實罪魁禍首就是細胞中不可缺少的重要元素：**水**。當水分子到達冰點時會結成冰晶，冰晶就像無數把利刃會刺傷細胞，嚴重的話細胞會破裂瓦解，造成解凍失敗。所以冷凍過程中最重要的步驟就是脫水，而精子、卵子、胚胎的構造不同，冷凍時要注意的事情也不一樣。

　　就像只拿了手機、鑰匙就能瀟灑出門的男人一樣，精子只把遺傳物質（染色體）壓縮打包好，就急著踏上旅程了，所以精子的體積非常小，所含的水分也很少，因此冰晶的形成對精子來說不是最大的威脅。早在1776年，就有學者發現精蟲在雪中冷凍保存30分鐘後，解凍後仍具有活動力。當然現在精子冷凍技術更發達，存活率也變得更好。

　　卵子就像多慮擔心的女人，將所有後續發育需要的原料通通都先準備好，也因此，卵子是身體裡體積最大的細胞，要如何有效率地脫水，就成了冷凍技術最大的門檻。早期用慢速冷凍的方式，連胚胎都有近半的死亡率，更別說體積那麼大的卵子，能存活下來的更是少之又少。

　　近幾年新興的玻璃化冷凍技術大致上已經全面取代了傳統慢速冷凍，胚胎解凍存活率幾乎能達到100%，卵子存活率則依不同生殖中心及不同胚胎師操作有不同的存活率，一般穩定的生殖中心大概可達到95%以上的卵子解凍存活率。除了高齡或卵子本身品質有

問題的情況，卵子冷凍解凍後幾乎可以和新鮮卵子有相當的發育潛力。

凍卵實戰篇

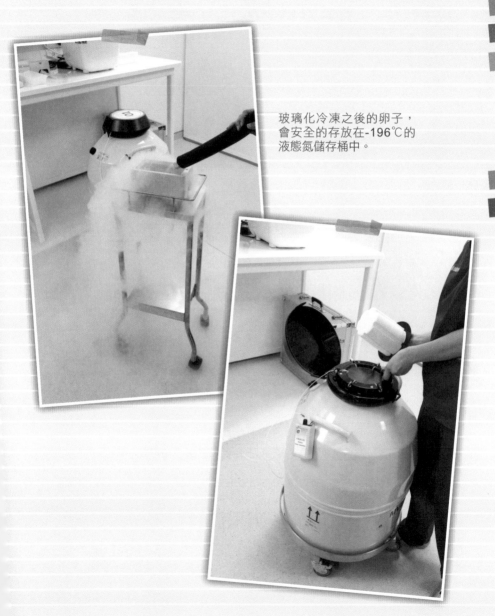

玻璃化冷凍之後的卵子，
會安全的存放在-196℃的
液態氮儲存桶中。

特・別・收・錄 1.

胚胎師的魔法

陳映潔技術長／撰文

胚胎師這個工作對很多人來說可能既罕見又神祕，填寫職業別的時候也常會引起對方好奇。去洗個頭，去做個SPA，都有可能變成一場即興不孕諮詢講座。

我很樂於分享胚胎師大小事，因為我本人不擅長聊天，但不孕這個話題絕對可以引起各個年齡層的興趣。想抱孫的阿嬤會積極詢問，備孕女性試了幾次肚皮沒消息也會有一堆疑問。猶豫要不要結婚的女性，我也會用科學的角度請她去抽個血看看卵巢功能，再來決定是不是非得等到對方浪漫求婚才肯嫁。年紀更小的妹仔，我會直接告訴她精子在體內有可能活超過三天的可怕事實。

這是個全年無休的行業，卻讓我樂此不疲，最大的動力就是來自於，看到手上細心呵護的每顆胚胎，降臨在每個期盼已久的溫暖家庭。

胚胎師的工作就像魔法師一樣，拿到精卵原料後，念個咒語，一個新生命就此產生。但有時原料不夠好，用了我畢生絕學也很難成功施展魔法。

除非是為了備孕提早來保存卵子的年輕女生，否則臨床上來求子的女性，卵子常常都不是太美。尤其是高齡的備孕媽媽，顯微鏡

Egg Freezing

CH1
CH2
CH3

凍卵實戰篇

CH4
CH5

下幾乎可以看出歲月在卵子上留下的痕跡。

　　最常被患者問「我該如何讓卵子變多、變好？」其實最好的答案就是：讓時光倒轉，如果能提早個幾年來就太好了。但這種沒有建設性的答案就不必說出來徒增傷感了，只能建議病人多運動，保持良好生活作息跟營養補充。

　　這也是為什麼我希望能藉由這本書，和臨床經驗豐富的陳醫師，聯手把專業凍卵知識集結，讓女生能在面臨不孕之前就有充足資源，了解如何讓生育力凍齡，不再受到歲月的催促而失去人生主導權。事先握有一手好牌，怎麼出牌都能是贏家。

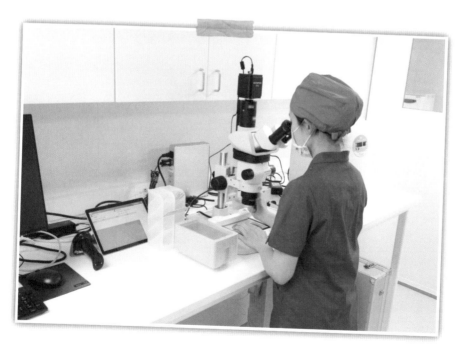

胚胎實驗室技術長正在確認卵的狀態。

特・別・收・錄 2.

胚胎師與她的產地

陳映潔技術長／撰文

「媽媽～～我從哪裡來？」這個問題相信每個孩子都問過，這也是我從小就想解開的謎，什麼從石頭蹦出來，路邊撿回來的答案我也被騙過。

但知道胚胎發育的真相，竟比石頭蹦出來還神奇；怎麼有辦法從一顆單細胞，有條不紊地分裂再分裂，最後變成一個有眼睛有手腳的健康寶寶？不論是從神學、科學或是美學的角度來看，都覺得神奇到令人感動。

大學念了生命科學系，第一個暑假就不想回家，硬是拜託老師讓我待在基因轉殖實驗室見習。利用顯微注射的方式，把修飾過的基因打到老鼠受精卵中，讓小鼠寶寶帶有特殊基因，一切就像科幻電影般不可思議。

隨後在陽明大學遺傳學研究所，修的也都是我愛的課程，兩年的時光一下就過了。但最後我決定放棄申請到的直升博班資格，已經念了二十幾年的書，我想走出校園去看看外面的世界。

第一份工作，當然還是離不開我愛的領域。我選擇到馬偕醫學研究部的生殖與內分泌實驗室，用動物的模式來研究跟生殖相關的題目，但畢竟動物跟人類還是有些差距，在動物成立的模式不一

定能驗證在臨床應用。而且殺生殺到我心裡毛毛，所以兩年半後，我決定直接跳到臨床，殺生不如創生，我何不直接呵護我最感興趣的胚胎，而且看到寶寶滿月回來的成就感，遠遠超過學術期刊發表啊～～

在那個還沒有很多人聽過什麼是試管嬰兒的年代，臺灣胚胎師人數不多，我從培養液自己配、玻璃細針自己拉、胚胎用慢速冷凍法的人工生殖石器時代，一路跟著它飛快地進步到今日。每年拋夫棄子到國外進（玩）修（耍），參加國際生殖醫學會，更是我熱愛這份工作的動力。一回國就迫不及待要把新知用在臨床上。

我發明的取卵恆溫推進儀，正是為了避免取卵過程中卵子溫度不穩造成的染色體結構傷害而發想的。從哥倫比亞機械所畢業後歸國創業的好同學，經過兩次試管療程喜獲一對可愛千金，有次聊到取卵時卵子容易失溫影響品質的事，決定幫忙一同發明這台機器，

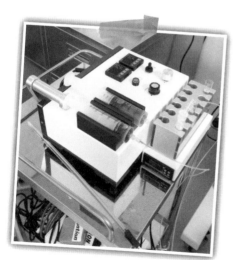

取卵恆溫推進儀

讓更多不孕夫妻能受惠。這台機器也取得專利，並在國際會議中展示。現在各大醫院也都採購成為取卵必備儀器。這就是我熱愛這份工作的原因，比起做基礎研究，能在臨床發揮所長，多讓幾個寶寶在期待中誕生，更值得日後拿來跟子孫說嘴啊～～

CH1
CH2
CH3
凍卵實戰篇
CH4
CH5

6. 癌症病人的凍卵跟一般人有什麼不同？

　　年輕且尚有生育能力女性一旦被醫師告知罹患癌症，由於那一瞬間「死亡」離妳太近，以致於頭腦一片空白，工作、事業暫停，人生必須重置歸零，只想問醫師自己活下去的機率有多少，遑論想到日後建立家庭養兒育女的可能性。事實上，癌症治療方式日新月異，病人存活率也越來越高，醫護人員有義務要跟病人討論後續與生活品質有關的議題，其中包括生殖功能可能因治療造成的損害，並且轉介癌症病患到生殖醫學專科醫師諮詢生殖保存的選項。

　　癌症治療包括手術切除、放射治療、化學治療等等，都可能暫時或永久地影響生殖功能，病人必須在治療前很短時間內，做許多重大決定，尤其生殖保存的時機必須要搶得先機。因此各個專科的醫護人員都必須同時介入，給予病人正向的心理支持，並且協助病人詳細地釐清所有疑惑。

影響癌症患者卵巢的因素

♥ 正常女性生殖功能的衰退

　　女性出生時卵子的數量大約是一到兩百萬個，之後隨著年紀增長而遞減，在37歲時大約有兩萬五千個，而平均50歲進入更年期，

這時則只剩下1000個卵子。非生殖醫學專科的臨床工作者常誤以為卵子數量或月經是否來潮即代表生育能力，但事實則不然。女性的生殖能力大約從32歲後開始緩慢下降，並且在37歲後急速衰退，主要是因為卵子「品質」降低。生殖能力除了隨著年齡衰退，其染色體異常機率以及流產率同時也隨著年齡增長而逐漸升高。因此，面對有生育考量的癌症患者，在給予相關衛教時，必須讓病人了解生殖能力受年齡影響甚鉅，而最佳冷凍卵子的時機為35歲以前。

CH1
CH2
CH3

凍卵實戰篇

CH4
CH5

癌症治療對生殖功能的影響

　　癌症通常不是疾病本身會傷害生殖功能，而是後續治療會逐漸產生損害。癌症治療短則幾個月（例如：手術、化療藥物給予、放射線治療），長則好幾年（如：乳癌後續追加的口服或是注射荷爾蒙藥物），接受治療期間必須避孕以免藥物導致畸胎，等到完成治療後，常常5～10年已經過去，病人也隨著年齡的增長，生育能力有所衰退。

　　化療藥物對卵巢的傷害程度，與年齡、用藥種類以及劑量相關。化療藥物破壞卵巢的機制包括直接與間接，直接對濾泡造成凋亡，也會間接破壞血管，使卵巢組織纖維化。不管是造成分裂中的卵巢顆粒細胞直接死亡，或是間接使卵巢組織缺血性壞死，都將導致卵巢功能下降。在所有的化療藥物中又以烷基化藥物對卵巢的傷害最大，因為它對細胞週期的每個時期都具殺傷力。卵巢受傷後功能下降之症狀如下頁圖表。

　　開始施打化療的年齡也是一個重要因子，大於40歲的女性被診斷出癌症，在接受過化學治療後，會比40歲以下接受過化療的患者

停經比例還要高。如果是接受烷基化藥物治療，32歲以上癌症女性停經比例會比32歲以下的比例高，且各項卵巢功能抽血指標也是顯著地下降。

【卵巢功能下降之症狀】

更年期症狀

❶ 陰道萎縮
❷ 血管擴張（熱潮紅）
❸ 情緒紊亂
❹ 睡眠障礙

骨質疏鬆／骨質減少

心血管疾病

不孕

神經認知下降

性相關症狀

❶ 憂鬱／焦慮　　❹ 性交疼痛
❷ 皮膚感覺改變　❺ 性慾降低
❸ 陰道乾澀　　　❻ 其他性相關困擾

如何評估卵巢功能

CH1
CH2
CH3

凍卵實戰篇

CH4
CH5

以往常有研究用「無月經」代表「不孕／無生殖能力」，其實是一種謬誤。在喪失生育能力後，還會來好幾年的月經，直到正式進入停經或更年期。

生殖醫學專科醫師主要藉由超音波基礎濾泡檢查及抽血檢驗AMH（Anti-Mullerian Hormone）、FSH（濾泡刺激素，Follicle-Stimulating Hormone）、E2（二氫基春情素，雌激素的一種，Estradiol）這幾種指標，去評估卵巢功能和卵子存量。假使之後需要給予排卵藥物啟動生殖保存，也會藉由這些指標決定藥物劑量，並且可預測取得的卵數。

指標中以AMH的敏感性與特異性最高。AMH是濾泡顆粒細胞所分泌的醣蛋白荷爾蒙，數值不像FSH、E2受月經週期波動影響，是癌症患者評估卵巢存量最好的指標，因為癌症病患可能隨時啟動生殖保存步驟，無法像一般婦女可以等到月經週期的第二、三天去檢查FSH及E2。國際上逐漸以AMH來做癌症病患生殖功能評估的指標，尤其是接受化療前後的差距，可以看出卵巢的破壞程度。

生殖保護——
年輕女性癌症患者接受治療時是否同時施打停經針（性腺激素釋放素促進劑 GnRH Agonist）

隨著人工生殖技術的發達，主流上應用冷凍卵子以及冷凍胚胎，能夠為年輕女性癌症患者保存日後生育的機會。然而，卵巢在病患接受化學藥物治療的同時也遭受到破壞，如何在化學藥物治療期間保護卵巢，避免癌症治療後提早進入更年期，出現種種不適症狀，也漸漸成為促進癌症病患生活品質的新興議題。

在患者接受化學治療同時使用停經針短暫抑制卵巢，讓卵巢進入休眠，進而達到生殖保護的效果，在國際上仍是一個爭論不休的議題。2018年由Lambertini et al所發表的系統性文獻回顧與統合分析結果顯示，在給予化學治療時同時給予停經針，雖不會增加懷孕機率，但有減少化學藥物治療後的卵巢衰竭以及提高生育力等優勢，所以建議給予。此外，2016年國際乳癌會議專家共識以及2018年美國臨床腫瘤醫學會都指出，化療期間同時給予停經針，是一可接受的選項，並且對生殖能力「可能」有保護效果，而不影響化療和本身的病程。

其他可能的保護轉機還有負調控促性腺激素（down-regulate gonadotropin），減少性腺激素的受體（loss of GnRH receptors），並且減少卵巢血流，使經過卵巢的化療藥物濃度降低。目前已經有許多的隨機分配臨床試驗，但試驗結果大相逕庭，所以在國際生殖保存指引中仍歸為「實驗技術」。

女性癌症病患生育保存的策略及選項

CH1
CH2
CH3

凍卵實戰篇

CH4
CH5

由於玻璃化快速冷凍技術的普遍與發達,「胚胎冷凍保存」與「成熟卵子冷凍保存」已成為現在美國生殖醫學與臺灣生殖醫學會許可的生殖保存方式。「卵巢組織保存」在大部分國家尚在動物實驗或是臨床試驗階段,主要是用於青少女罹患癌症,或是一些癌症無法延後治療必須緊急做生殖保存使用,臺灣尚未納入臨床試驗。

以下將詳細介紹幾種女性癌症病患生殖保存的策略選項:

💙 1. 胚胎與卵子冷凍保存

由於冷凍技術的進步,胚胎的冷凍時間不但不影響解凍後植入的活產率,而且植入冷凍胚胎的懷孕率也與植入新鮮胚胎的懷孕率相當。然而在臺灣現行的人工生殖法中,冷凍胚胎需要結婚身分方能使用先生的精子與自己的卵子受精培養成胚胎。因此,對於單身未婚的女性癌症患者來說,卵子品質除了隨年紀而下降,卵巢組織也可能因為癌症治療遭受破壞,這時冷凍卵子會是最適合的選項。根據文獻統計,在35歲以下凍卵,日後解凍受精所達到的累積活產率明顯高於35歲以上才凍卵的族群,因此建議有凍卵需求的女性最好在35歲以前完成,才能達到最好的效果。

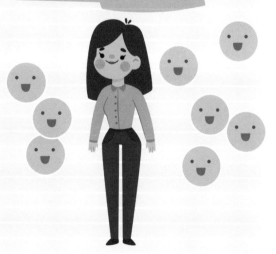

35歲以前凍卵 可達到最好的效果

癌症病患的生殖保存和一般婦女的有些不同，主要是在誘導排卵的藥物以及時間點上的不同，必須轉介給生殖醫學專科醫師中對癌症生殖保存熟稔的專家才能操作。

　　首先，啟動緊急癌症生殖保存的誘導排卵以及取卵手術需10～12天，化療有可能被延誤些許時間，這一點必須與腫瘤科醫師密切保持聯絡相互配合。以往要在月經剛來潮時給予排卵藥物，癌症患者則改成「隨時啟動」（Random start），並且已被證實可以取得同樣的卵數，不管在月經任何時期都可以隨時開始，以避免延遲癌症患者的後續治療。

　　其次，誘導排卵所使用的藥物，某些癌症（最常見為乳癌）不能使雌激素上升，避免癌症細胞增生。口服藥中的Letrozole或Tamoxifen合併促性腺激素來誘導排卵，不但能避免血液中雌激素（E2）上升，也能使多個濾泡同時發育，是最常用的作法。這一切都仰賴生殖醫學癌症生殖保存的專家，和女性癌症患者充分溝通與討論下，才得以一同擬定對患者最好的方案。胚胎與卵子冷凍保存之流程如圖1。

Egg Freezing

CH1
CH2
CH3

CH4
CH5

凍卵實戰篇

【圖1：胚胎與卵子冷凍保存流程】

療程開始

- 月經任一天前往生殖醫學專科醫師就診（Random start）
- 超音波及抽血檢查評估

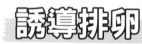

誘導排卵

- 藥物使用（口服搭配針劑排卵藥物）
- 回診超音波及抽血檢查評估

取卵

- 療程開始後8～12天
- 在臺灣已婚者建議受精成胚胎，取卵當天先生同時取精

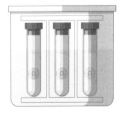

凍卵／凍胚胎

- 依卵子或胚胎成熟度決定冷凍時機
- 超低溫冷凍狀態下可儲存10～20年

2. 卵巢組織冷凍保存

卵巢組織冷凍保存技術目前尚在實驗階段，它是尚未進入青春期罹癌的青少女，或是無法延誤化學治療的癌症女性唯一的選項。原理是在患者接受癌症治療前，使用腹腔鏡切除部分卵巢組織或是將整個卵巢冷凍保存，在完成所有癌症治療後植入回骨盆腔，卵巢功能恢復的案例有95%。2004年，第一例成功地將卵巢組織冷凍保存移植回體內，後來順利產子被報導之後，成功的案例攀升，到2017年6月為止，已有130例活產，活產率大約為23%。為達到最大活產率，未來為癌症患者同時保存卵巢組織以及卵子，是目前國際生殖保存研究發展的趨勢。

3. 卵巢移位

用於接受骨盆腔放射治療之前，使用腹腔鏡將卵巢移位，移出骨盆腔外，避免卵巢受到放射線傷害。但由於放射線照射範圍有可能在治療過程中改變，卵巢不一定能百分之百被保護。

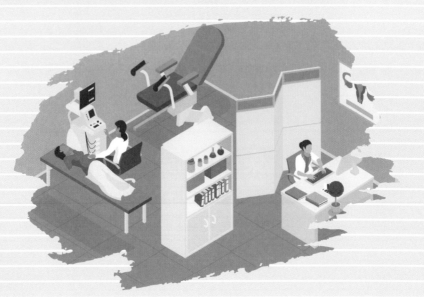

女性癌症病患生殖保存的諮商以及團隊合作

患者在初診斷出癌症時，面臨情緒上極大的衝擊，較多的心力放在研究癌症本身的治療過程，僅有小部分的患者會被轉介到生殖醫學專科與醫師討論生殖保存的問題。

國際生殖保存指引建議腫瘤科臨床醫師在跟初診斷出癌症的生育年齡婦女會談時，內容一定要主動提及治療對於生殖系統的影響，以免病患未來遺憾，影響心理健康和日後對於癌症治療的順從度。

而癌症病患在與我諮詢的過程中，總是最擔心：她的卵或胚胎可以冷凍多久？會不會隨著時間越長而衰敗？緊急生殖保存的過程下卵、胚胎數目不夠保證日後的生育怎麼辦？如果她最終無法戰勝死神，她遺留下來的卵及胚胎該如何處置？多重情緒的衝擊下，相當仰賴專業醫療人員醫學與心理的支持，病患方能做出最適合自己的決定。

結論

育齡婦女的癌症治療過程可能會引發生殖功能的破壞。隨著年輕癌症患者的存活率越來越高，癌症治療結束後的生育權開始廣被接納，生殖保存的議題越趨重要。臨床醫師需以最新的期刊研究與病患進行充分的溝通與諮商，提供個人化的生殖保存選項。玻璃化快速冷凍技術成熟穩定，配合人工生殖法令，臺灣現況仍以胚胎及卵子冷凍保存為乳癌患者的最佳選項，冷凍卵巢組織保存尚未進入臨床試驗。但隨著科技的進展，「人造卵巢」（Artificial ovary）、

CH1
CH2
CH3
CH4
CH5
凍卵實戰篇

「卵巢幹細胞」（Ovarian stem cell）及「原始濾泡體外成熟技術」
（In vitro development of primordial follicles）皆為重點研究項目，
目前都在如火如荼展開研究，相信不久的將來，年輕癌症患者的生
殖保存會有更多更先進的選項。文末整理出生育年齡女性癌症患者
生殖保存處置流程摘要見圖2。

【圖2：生育年齡女性癌症患者生殖保存處置流程摘要】

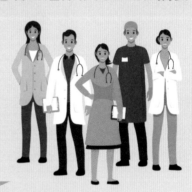

• 與各專科醫生討論對於
  生育的計劃
• 了解癌症治療對生殖
  功能的影響

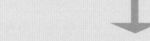

• 有不孕或卵巢功能衰竭風險之患者
• 對於生育保存或卵巢功能保存有興趣之患者

• 轉診至生育保存專家（生殖醫學專科醫師）
• 討論生殖保存治療方式之利弊
• 目前最成熟的生殖保存方式為冷凍卵子與冷凍胚胎

【注意事項】

CH1
CH2
CH3

凍卵實戰篇

CH4
CH5

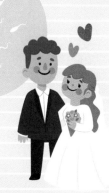

1 胚胎冷凍保存
需已婚身分,先生提供精子

2 卵子冷凍保存
在臺灣最適合未婚者

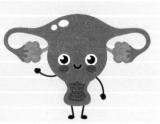

3 卵巢組織冷凍保存
目前仍在臨床試驗中

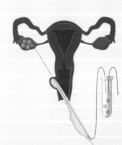

4 捐贈卵子
適合已經出現停經症狀的病患

掃描QR code,更多資訊都在這裡!
HOPE癌友生育健康
https://fertility-ecancer.org.tw

Chapter 4

案例分享篇

39歲的小君最近當了媽

　　小君29歲在洗澡時卻摸到乳房有硬塊，初期她並不特別在意，後來硬塊越長越大，她才前往就醫，卻意外成為乳癌患者。

　　當乳房科醫師宣布她罹患乳癌時，她的眼前一片黑，她說那時她感覺世界崩塌了，滿腦子想著她還能活多久，為何離死亡這麼近。她剛升上主管，事業卻被迫停擺，頭髮花白的爸媽抱著她哭，她人生才剛開始，卻要翻箱倒櫃開始尋找以前的保單。

　　她跟主管申請長假時，同事大姐好意提醒她：「妳是不是還沒結婚？要不要趕快去凍卵？」她當時聽了覺得荒謬，能活下來就是萬幸了，連乳房都必須切除，怎麼可能還找得到男友？當時雖然覺得生小孩是天方夜譚，卻還是趁著手術完化療前的空檔做了緊急凍卵。當時她完全沒心情去了解生殖醫師講什麼，滿腦子都被癌症占滿了，照表操課使用生殖的用藥，一個口令一個動作，糊里糊塗地把卵凍完了，總共凍了24顆。

　　一路接受手術、化療，乳癌又復發、又再化療，並且追加壓制荷爾蒙的口服藥及停經針，反反覆覆治療，就這樣過了六年。打敗癌症後，在固定參加的教會遇上願意走一輩子的真命天子，在教友的見證下舉辦了感人的婚禮。乳癌醫師也告知她：「治療

Egg Freezing

CH1
CH2
CH3
CH4

案例分享篇

CH5

全部結束了，可以試試看生小孩喔！」因為卵巢受到化療藥物的摧殘，幾乎是更年期的狀態，月經要來不來且卵巢功能有所衰竭。經過三年的努力仍然沒消沒息，因此39歲的小君來找我，她決定把之前的凍卵用來生小孩。

因為子宮卵巢許久沒有荷爾蒙的灌溉看似乾涸，小君找了中醫調養三個月的身體，以最佳狀態解凍卵子受精植入，子宮內膜差不多準備好後，我也使用各種藥物把內膜鋪成厚厚的席夢思名床，並且把小君的卵先解凍一半，與先生精子受精形成胚胎，並且安穩地用細細的管子送進子宮腔的名床躺好躺滿。

之後小君大著肚子帶著她親手做的手工藝品來探班。她跟我回憶起當時得知罹癌時，她的世界天崩地裂，一位辦公室大姐偶然提起凍卵，她只覺得白眼要翻到後腦勺，到底活不活得下去沒人知道，就算活下來，她殘缺的病體，可能沒有人願意娶她。沒想到幸福總是降臨得無聲無息，要是沒有當初懵懵懂懂凍下的24顆卵，現在不可能有機會組成一家三口，未來更不用焦慮超過40歲後不易生第二胎，還有29歲時凍下的卵可以再擴充家庭成員。

當初那位小君一度覺得是在講風涼話的大姐，現在是她終生感謝的對象。也希望我未來遇到跟她一樣的病友，可以把她的故事告訴每一位曾經跟她一樣，覺得上帝把每一扇窗都關上，但其實不遠處有一座美麗花園的人。

\ 案例分享
隨掃隨看 /

創業家Amanda挑戰生二寶

陳映潔技術長／撰文

近年來，很多夫妻都只規劃生一胎，想把所有的資源通通給唯一的寶貝。尤其是生完第一胎痛到崩潰、顧小孩顧到抓狂的夫妻，壓根也不會想要再生一個。

2008年時我認識的一位Amanda正是這樣。她是個事業成功的女強人，她和老公各自創業有成，老公長年在國外忙自己的事業，Amanda則是自己在國內經營了一間創新科技醫療機構，針對抗老及抗癌做了很多研究及成果。那年她35歲，來到我們生殖中心求子，第一次植入胚胎就成功懷孕，如願生了一個健康的男孩。

七年後Amanda又再度出現在我們生殖中心，原來她的兒子已經到了要上小學的年紀，吵著要媽媽幫他生個弟弟或妹妹來作伴。於是Amanda來植入當年冷凍保存的胚胎，這次也順利懷孕，但很可惜寶寶沒有順利長大，後來自發性流產了。

隔年，Amanda決定再次接受試管療程，但這時候的她已經43歲了。雖然她保養有道，外表幾乎看不出真實年齡，卵巢狀態也比同齡者佳，卵子庫存量還很充足，但接下來卻是一連串辛苦又漫長的求子歷程。

　　她先是取了10顆卵子，但恰好先生在國外忙，無法及時趕回來提供精子，於是我們緊急將療程改成凍卵。兩個月後我們再取第二次卵，同時解凍了第一批卵子，共有20顆卵子可以做受精。雖然有14顆受精卵，但最後只有三顆胚胎能發育到囊胚。Amanda考量本身年齡，怕寶寶染色體異常率高，於是請我們幫忙做了胚胎著床前基因篩檢（PGS），很不幸地，這唯三的胚胎通通是異常的。於是，一切又回到原點。

　　這對很多求子心切的媽媽來說，是極大的打擊，但Amanda是位非常積極的女性，在事業上跟求子路上都是。即使在那麼辛苦後得到一場空，她還是在休息了兩個月後，馬上又出現在我們生殖中心，準備再次展開療程。

　　這次取了19顆卵，不得不說，Amanda自己研發的抗老療程好像真的很有成效，從她容光煥發的外表到驚人的取卵數，都讓我們忍不住想團報去打抗老針了。有了上次全軍覆沒的經驗，Amanda決定這次第三天就先植入4顆等級最好的胚胎，不做基因篩檢了。果然被她盼到了兩條線，但是這次肚子裡的寶寶一樣又停止生長，無疾而終。

　　幸好Amanda卵子數量足夠，上次植入後剩下的胚胎還有5顆長到囊胚冷凍起來。於是半年後，她決定把這些冷凍的胚胎，解凍來做基因篩檢。畢竟一直流產對她的身心還是有些負面影響，不如事先篩選正常的胚胎來植入，免得再承受一次流產風險。不過，這次依然還是讓她失望了，雖然有兩顆染色體檢驗正常的胚胎，但植入後卻沒有懷孕。我們推測也許染色體有小片段缺失，是PGS解析度無法判讀的。所以一切又歸零了……。

CH1
CH2
CH3
CH4
案例分享篇
CH5

創業家的正能量真的不容小覷，Amanda隔一個月馬上出現，一股作氣，連續兩個月打針，進行兩個療程，存了足夠的卵子數，打算再拼一次PGS篩檢，但無奈這次胚胎連長到囊胚的能力都沒有，發育到中途就停滯了，都還沒植入就畫下無奈的句點……。

隔年，在Amanda快滿46歲前，她再嘗試了最後一次試管嬰兒療程，期待再次落空後，她轉念了。既然是要給兒子一個玩伴，再拖下去兒子都長大了，而且高齡的確有太多基因異常的風險，不如用年輕的健康卵子，生個健康寶寶來當伴。於是我們幫她找了一位合適的捐贈者，取得卵子後和Amanda老公的精子結合。第一次植入就順利懷孕。隔年，Amanda的兒子終於如願有了一個可愛的妹妹來作伴。我們也總算鬆了一口氣，不用陪她一直在失敗中無限迴旋。

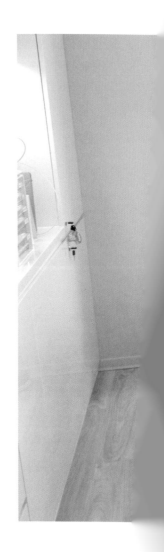

現在回想起來，如果當初Amanda在35歲時，有預想到會有二寶的需求，先多取一些卵子冷凍起來，應該可以省下四年的時間和足以供小孩念到大學的費用了。其實現在很多年輕女性已經有利用凍卵保存生育力的觀念了，雖然大部分在婚後都能自然懷孕，用不到這些卵子，但也許哪一天突然

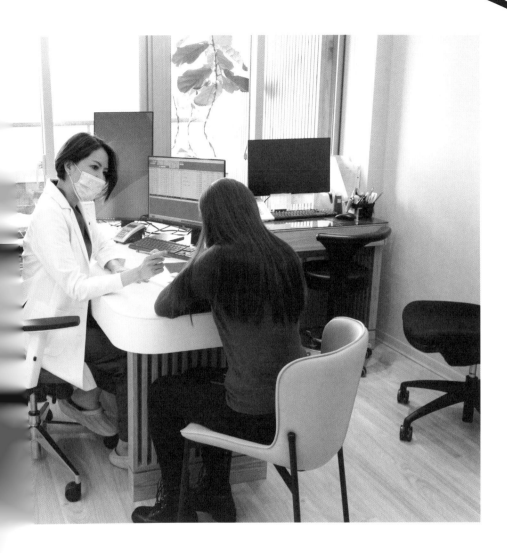

CH1
CH2
CH3
CH4

案例分享篇

CH5

想要解開肚皮的封印再來一隻可愛寶寶，那就非常非常值得了！
使用年輕時冷凍的卵子，不但懷孕率高，也不用擔心高齡導致的
染色體異常問題。

案・例・分・享 *3.*

小琪的遺憾

　　結婚將近十年的小琪與先生同為科技業的高階主管，常常因為工作關係，讓夫妻倆位處世界不同角落，常常只能找出短暫的時間用視訊聊聊彼此生活。專心於工作的同時，小琪也飽受子宮內膜異位的困擾。她36歲時因為嚴重經痛伴隨貧血，曾找婦科醫師開刀治療子宮肌腺症，她原本以為手術後可以一併解決不孕以及長期經痛問題，卻沒想到她還是無法順利懷孕。小琪39歲時，找上我諮詢生育相關問題，但當時她卵巢嚴重衰竭，AMH數值只剩下0.5 ng/ml，子宮腔也因為手術後有狹小沾黏的情形。

　　因為先生長期在國外工作，她決定先凍卵，以免等到先生有空返臺做試管嬰兒時，她的卵子銀行也已經零落殆盡。她在忙碌的工作行程中，硬擠出時間配合我的看診時段，第一次凍了五顆卵，我建議她可以再繼續搜集更多卵子以增加成功的機率，她卻因為忙於事業，再次出現在我面前已是兩年後。

　　先生因為全球COVID-19疫情蔓延返臺定居，夫妻倆決定把當初的卵解凍受精，好好在休養生息的時刻完成生育大計。因為小琪的子宮腔經過肌腺症手術而狹窄沾黏，預計植入胚胎前，還必須經歷兩輪子宮鏡手術拓寬，同時以中醫調理、各種西醫藥物、保健品的給予，讓子宮內膜增厚得以讓胚胎著床。

因為她的子宮腔變形狹窄，最後靠著醫療團隊經過精準的模擬植入與超音波定位，解凍五顆卵受精後，將兩顆第三天胚胎安穩地送進子宮腔，終於盼到在超音波螢幕上，一閃一閃的胚胎微弱心跳，夫妻倆開始計劃改裝家裡的客房變成嬰兒房，每天上網採購各種母嬰用品，寶寶的心跳卻在懷孕十週時悄悄地停了。經過重複密集的追蹤，從震驚到不相信，從期待奇蹟再到希望落空，夫妻倆的心情從天堂墜落谷底，兩人都泣不成聲，先生也忍不住男人淚，想到就算重新再戰，卵子也已用罄的無奈。

我用圖表向他們解釋38歲的卵子品質染色體異常率高達六到七成，也是一般高齡流產最常見的原因，他們才娓娓道來心中的無奈。以前以為很多無法等待的事，像是訂單、升遷、外派機會，原來都比不上最不能等待的生育時鐘。當初原本覺得隨緣，凍一次卵當作給自己一次機會，就沒有繼續集卵，夫妻倆看到心跳的瞬間，才確認他們有多期盼擁有一個小孩，現在只能後悔當初沒有早點凍卵及多做幾次凍卵療程。

之後他們與我深入討論他們目前的條件，42歲後再做試管的成功機率、其他捐卵、國外尋覓代孕等選項後，最後他們決定先專注在事業，讓工作來療傷止痛，等待他們心境上準備好時再做決定。

CH1
CH2
CH3
CH4
案例分享篇

CH5

案・例・分・享 *4.*

堅強的阿敏

陳映潔技術長／撰文

　　我在臨床工作這麼多年，遇到的故事實在太多了，如果用心收集，應該可以寫成一本短篇小說；有感人的、有揪心的、有驚悚的，每對求子的夫妻背後都有一段故事。而有的時候，臨床的決定還真的只能配合著患者的人生劇本走。

　　幾年前有一位越南籍的阿敏（化名）來求子，那年她38歲，比起其他外籍來求診的患者稍微年長些，講話很客氣，聽口音感覺在臺灣生活很久了，聊了之後才知道她是在夜市擺攤，而且挺有名的，我們同事都去吃過。

　　我們聊得很愉快，直到聊到不孕原因時，才讓大家頓時失去笑容。阿敏原本有個兒子，和大部分的青少年一樣，一直夢想著能擁有一部機車，於是在兒子18歲生日時，她用積蓄買了一台全新的機車當作生日驚喜，但沒想到這份禮物卻奪走了她心愛兒子的生命。這樣轉折的劇情，我們光聽就紅了眼眶，難以想像她當下有多麼地撕心裂肺。她一直走不出這份悲傷，希望能再把兒子生回來，所以來到生殖中心求助。

　　我們替她安排了試管療程，並陪伴她走過半個月的打針歷程。就在取卵當天，她向我們哭訴，她老公竟然有了外遇，且把

Egg Freezing

CH1
CH2
CH3
CH4

案例分享篇

CH5

阿敏的房子跟存款偷偷轉到自己名下。因為生意一直是她沒日沒夜地在忙，又因喪子之痛讓她把剩餘時間都投入了求子，沒想到在這個時候得知另一半選擇背叛，傷心之餘，她當機立斷決定將療程改為冷凍卵子，並和先生離婚。

　　阿敏決定凍卵之後，實驗室立馬接手，平時累積的經驗值，讓我們能應變各種突發狀況，尤其是捍衛辛苦的女性同胞，我們一定全力相助。凍完卵後適逢農曆年，這是胚胎師全年唯一的假期，在我們開心放完年假後，阿敏熟悉的臉孔又再次出現，她決定還是要完成當初的計劃，把心中的缺憾再填滿。但臺灣法律規定，必須合法夫妻才能進入人工生殖療程，執行精卵受精，阿敏於是和前夫協商，再次登記結婚，將冷凍的卵子受精，並進行胚胎植入。

　　植入當天我們的心情都很複雜，很替阿敏感到委屈和心疼，但為母的堅強意志力也確實讓我們動容，旁人無法評判這樣的抉擇對她的人生究竟是好是壞，我們只能真心希望她能完成心願。也許老天也被她感動，在38歲卵子異常率攀升的年紀，她卻能第一次植入就成功懷孕，並且在38週後，足月生下了健康的男寶寶。現在她生活回歸正軌，堅強的身影又繼續在夜市裡穿梭，我們也有福氣繼續吃到她的美食。每回想到這個故事，都會默默祈禱他們母子一切安好。

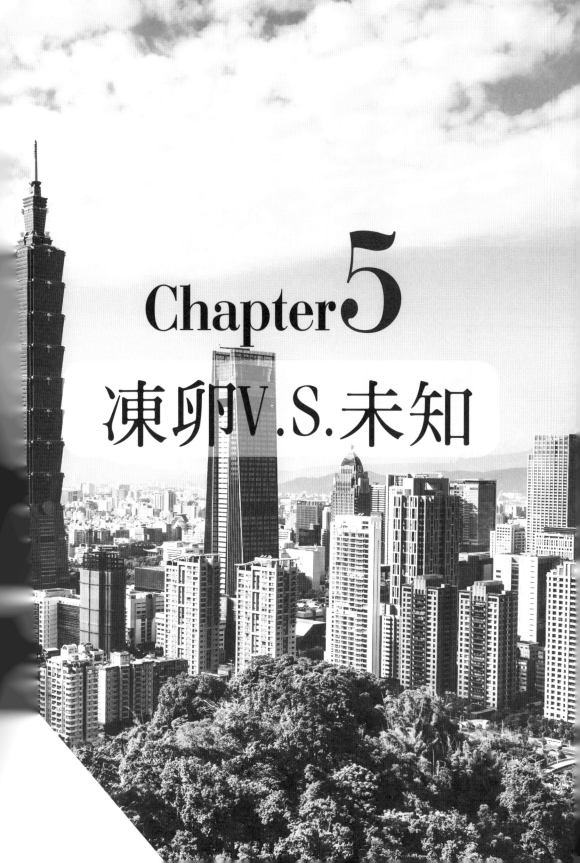

Chapter 5

凍卵V.S.未知

凍卵與COVID-19

1.

2019年底之後，全球籠罩在新冠病毒（COVID-19）的威脅下，至今已研發出數種疫苗，也只有少數藥物看似有幫助，各國的公衛政策也因應各國的病毒散佈嚴重程度而有所不同。這樣漫長的防疫作戰，新冠病毒對於生殖治療的病患（包括試管嬰兒以及凍卵）會有什麼樣的影響呢？

許多確診案例數較高且停止上班上課的國家，一度把人工生殖療程視為非緊急項目，可另外擇期施行，因為疫情有太多不確定性，評估擇期施行的理由有：孕婦可能是COVID-19的高風險群、不確定在懷孕時得到COVID-19會不會影響母親與胎兒、避免療程中群聚感染和把醫療資源留給其他重症科別使用等。目前只有因為罹患癌症或是嚴重卵巢衰竭，必須接受緊急生殖保存（凍卵或凍精）這一類病患會照常進行，可見生育保存的概念日益高漲。

目前COVID-19對於懷孕婦女的影響相關研究非常少，僅有一例中國大陸懷孕且感染COVID-19婦女，後續足月生產後，追蹤寶寶狀況至今無異常，另外九例因為孕婦感染COVID-19而接受剖腹產誕下的寶寶，未觀察到明顯的垂直感染，但科學家仍推論確診COVID-19孕婦如果症狀嚴重，會引發早產等併發症。

比較起來COVID-19對孕婦、胎兒的影響，似乎沒有之前的SARS或是近期內在中南美洲流行的茲卡病毒（Zika Virus）嚴重。

2003年爆發的SARS大流行中，有超過100位孕婦被感染，並且死亡率超過3成，有6成需住進加護病房。近期茲卡病毒在巴西等南美洲國家流行則發現感染孕婦會嚴重損害胎兒腦部導致新生兒小頭畸形。

而COVID-19的感染對於早期懷孕婦女或者是進入試管療程的婦女的影響，現在尚未有臨床發表案例，所以不得而知。但隔離與保持適當社交距離顯然對抑制此病毒的傳播成效斐然，所以至今極少懷孕或是試管療程中的案例。

臺灣防疫成果顯著，跟世界上其他國家相比宛如平行世界，許多國外生殖醫療機構在COVID-19流行期間暫時關閉，把醫療物資留給其他科別，並且把問診諮詢改為視訊或是線上。臺灣不像歐美各國採取嚴格的限制措施，但全球大流行或是病毒捲土重來的危機尚未解除，接受生殖醫學治療的同時也要顧及防疫的要求。

進行生殖醫學治療須根據中央疫情指揮中心的指示：

❶ 進入治療週期前要接受諮詢。

❷ 如果療程中出現以下狀況需隨時終止：患者本人出現COVID-19疑似症狀、同時期在生殖中心的其他病人確診，須配合中央疫情指揮中心的指示暫停。

❸ 療程中不得出國，也不宜參加多人聚會。

❹ 入境未滿14天不接受檢查及治療。

❺ 病人必須了解，目前沒有任何證據顯示在懷孕時感染COVID-19會不會影響母體或胎兒。

CH1
CH2
CH3
CH4
CH5
凍卵 v.s. 未知

⑥ 看診期間須量體溫、戴口罩、詢問旅遊史並落實社交距離，把病人分散約診，且在候診區域維持1.5公尺距離。

COVID-19對人類的影響短期內無法全面消除，後疫情時代許多醫療行為紛紛改變，擔心疾病蔓延伴隨經濟緊縮的情勢，也會延緩人的生育計劃，而凍卵就是延後生育的方式之一。未來的醫療會轉變為更有彈性且創意，相信在不久的將來，我就可能線上為大家看診囉！

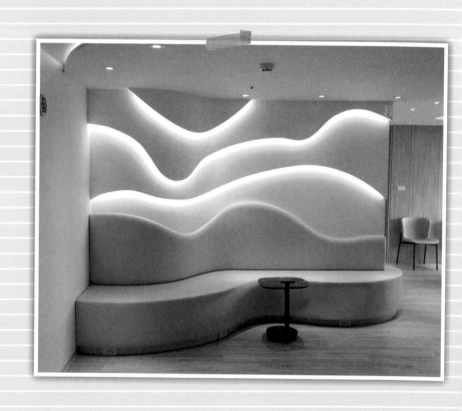

2. To be or not to be （a mother）？

CH1
CH2
CH3
CH4
CH5

凍卵
v.s.
未知

當少子化成了國安議題，全球第一胎初產婦的平均年齡來到31歲，遠遠超過女性生理學上最佳生育年齡的18～26歲！看著世界各國以及臺灣本地的新聞，越來越多的領導人皆為女性，女性的舞台燦爛無比，有無限可能性。

從原生家庭中的女兒，穩定關係中的伴侶，母親的角色，同時想兼顧學業，並擁有事業的姐妹們，是否全部都想要集好集滿？這的確是一個人生的難題。年輕時遇到的對象，適合上山下海的玩伴不知道適不適合當好隊友，當年紀稍長後，遇到了成熟穩重的人，卻進入生育困難的年齡；上帝出這一題實在很難有完美的答案。女兒的角色，在出生時已被決定，我們不用做選擇，伴侶的角色在天時地利人和後發生，但是母親這角色，就不是個簡單的選擇題了！

身為一個多寶媽的職業婦女，我必須說母親的角色不是年輕時凍下的卵就可成就，還需要許多許多看得見與看不見的，生理上與心理上無止盡的付出與犧牲來成就。有些人選擇不凍卵，因為她確定這個母親的角色她不適合扮演；有些人雖然選擇了凍卵，最終她經過深思熟慮後並不想使用；有些人凍卵了，卻在無預期下也自然懷孕，倉促地當上媽媽。

擔任母親是一個無薪水的終生職，自己孤軍奮戰或加上神／豬隊友一起手忙腳亂，確實花上半天的時間思考要不要當媽媽，也不會有答案。還好，拜現代生殖醫學的發展，選擇年輕時凍下好品質的卵，可以讓生活重心尚在生兒育女以外的姐妹們，多了一些思考的時間與機會。

凍卵可以延遲妳做決定的時間，一個機會，等待準備好的妳！但關於要不要成為一個母親，答案不一定人人都要集好、集滿！To be or not to be（a mother）？This is a "BIG" question!

醫療健康保險的支持有哪些？
以美國，日本與歐洲為例

在美國與不孕症治療有關的州法律：

美國的不孕症治療，每一個療程大約需要1.2萬～1.7萬元的美金，約36萬到51萬元台幣，對重視享樂主義的美國人是一個很大的負擔。而且根據2019年美國保險年會（National conference of state legislatures, 2019）的統計，美國大約有10%的育齡婦女接受不孕症的治療，2015年大約有超過72,913個新生兒是經由非借卵的人工生殖技術在美國出生。根據美國疾病控制和預防中心（CDC）的統計，透過人工生殖技術所出生的美國新生兒約佔美國總出生人口的2%。

因此，針對日益增加的龐大需求，國家的醫療保險系統對不孕症治療的給付，很早就受到重視與規範。美國自1980年代起至2020年，已有17個州——阿肯色州、加利福尼亞州、康乃狄克州、德拉

瓦州、夏威夷州、伊利諾州、路易斯安那州、馬里蘭州、麻塞諸瑟州、蒙大拿州、紐澤西州、紐約州、俄亥俄州、羅德島州、德克薩斯州、新罕布什爾州和西維吉尼亞州──已經通過了法律，要求保險公司為不孕症的診斷和治療提供保險全額給付或提供部分給付的保險範圍（在這些州中，有14個州的法律要求保險公司支付不孕症治療，而加州和德克薩斯州，則有要求保險公司為不孕症治療提供支付選項保險的法律）。

　　其中一些法律是獨一無二的，例如猶他州要求為產婦提供保險的保險公司也要為其收養（代孕）或不孕治療提供保險給付。路易斯安那州和紐約州則是對於非疾病引起的不孕症有較嚴格的保險給付管制，而加州的州保險並不給付試管嬰兒療程（IVF）。

CH1
CH2
CH3
CH4
CH5

凍卵 v.s. 未知

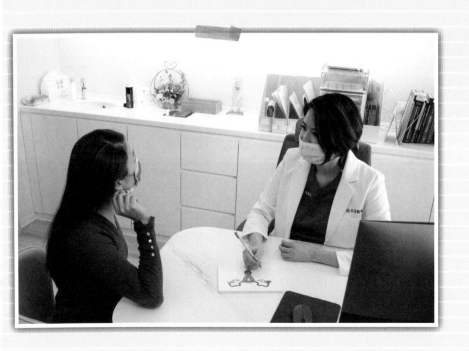

【表1：美國各州的醫療比較】

州	頒布時間	輔助醫療上必要的生殖保存
阿肯色（Arkansas）	1987	
加利福尼亞（California）	1989	✕
康乃狄克（Connecticut）	1989	✕
德拉瓦州（Delaware）	2018	✕
夏威夷州（Hawaii）	1987	
伊利諾州（Illinois）	1991	✕
路易斯安那（Louisiana）	2001	
馬里蘭州（Maryland）	1985	✕
麻塞諸瑟州（Massachusetts）	1987	
蒙大拿州（Montana）	1987	
紐澤西州（New Jersey）	2001	✕
紐約州（New York）	1990	✕
俄亥俄州（Ohio）	1991	
羅德島州（Rhode Island）	1989	✕
德克薩斯州（Texas）	1987	
西維吉尼亞州（West Virginia）	1977	
新罕布什爾州（New Hampshire）	2020	✕

資料來源：https://www.cdc.gov/reproductivehealth/index.html

凍卵或生殖保存

在大部分的情況下，凍卵因屬非必要的醫療行為，所以不包括在多數保險中。在美國冷凍卵子或生殖保存技術，約需花費8千～1.5萬美元之間，因此在無保險的支持下，年輕的女性想要為自己凍下生育力，也需要一定條件的經濟力支持。幸運的是，在某些條件下保險是會給付凍卵的費用，例如：被診斷有生育問題或是即將接受會影響生育能力的治療（如：放療或化療），在這些前提之下，冷凍卵子的費用，將有機會得到部分保險的給付。

企業補助凍卵，最早開始於臉書（Facebook）。2012年，臉書營運長桑德柏格（Sheryl Sandberg）有一天聽到一名罹癌員工擔心治療癌症會傷害她將來懷孕生子的能力，想在接受治療開始之前進行凍卵，但又負擔不起，保險公司也不願給付這筆錢。因此，桑德柏格與該公司人資長討論後認為「公司應該負擔這筆費用」，並且最後決定擴大補助給所有的女性員工，而不是只有癌症的員工。隨後在矽谷的多家高科技公司也開始補助女性員工凍卵，如Apple與Google公司，都是有提供員工凍卵補助的公司。如今，在美國有45%的高科技公司，有醫療保險補助員工進行不孕症的治療，這其中有27%的科技公司，補助或給付員工進行卵子冷凍的醫療行為。在2019年，美國聯邦法案更近一步地通過凍卵生殖保存的輔助政策，讓在美國的女性有更多的機會進行生殖能力保存的計劃，反觀歐洲國家則相對規範更嚴格。

CH1
CH2
CH3
CH4
CH5

凍卵
V.S.
未知

英國與歐盟國家、日本、美國與印度對於人工生殖輔助技術的相關規範與補助條例

　　表2與表3，詳細列出英國與歐盟國家及日本、美國與印度對於施行人工生殖補助技術的相關規範保險制度。

【表2：英國與歐盟國家及日本、美國與印度對於施行人工生殖補助技術的相關規範】

國家	需要有婚姻	有穩定關係的伴侶即可施行	單身者	女同性伴侶
奧地利	是	是	否	否
比利時	是	是	是	是
保加利亞	是	是	是	是
克羅埃西亞	是	是	否	否
捷克	是	是	否	否
丹麥	是	是	是	是
芬蘭	否	是	是	是
法國	否	是	否	是
希臘	否	是	是	否
匈牙利	是	是	是	否
愛爾蘭	否	是	否	否
義大利	是	是	否	否
拉脫維亞	是	是	是	是
俄國	是	是	是	否
斯洛維尼亞	否	是	否	否
西班牙	是	是	是	是
瑞典	是	是	否	否
瑞士	否	是	否	否
土耳其	是	否	否	否
英國	否	是	是	是
印度	是	是	是	否
日本	是	無	否	否
美國	否	是	是	是

資料來源：Childlessness in Europe, Kreyenfeld and Michaela et. al 2017）

表3：英國與歐盟國家及日本、美國與印度對於施行人工生殖補助技術的保險制度

國家	保險類型	保險範圍
奧地利	國家健保	部分給付
白俄羅斯	無	無
比利時	國家健保及私人保險	部分給付
保加利亞	國家健保	部分給付
克羅埃西亞	國家健保及私人保險	部分給付
捷克	國家健保	部分給付
丹麥	國家健保	全部給付
芬蘭	國家健保	部分給付
法國	國家健保	全部給付
希臘	國家健保	部分給付
匈牙利	國家健保	全部給付
冰島	國家健保	部分給付
愛爾蘭	無	無
義大利	國家健保	部分給付
拉脫維亞	國家健保	部分給付
挪威	國家健保	部分給付
葡萄牙	國家健保	部分給付
俄國	國家健保	全部給付
斯洛維尼亞	國家健保	全部給付
西班牙	國家健保及私人保險	全部給付
瑞典	國家健保	部分給付
瑞士	無	無
土耳其	國家健保	部分給付
英國	私人保險	部分給付
印度	無	無
日本	國家健保	部分給付
美國	私人保險	部分給付

資料來源：Childlessness in Europe, Kreyenfeld and Michaela et. al 2017）

CH1
CH2
CH3
CH4
CH5

凍卵 v.s. 未知

英國：是全世界第一個試管嬰兒的誕生地（1978年），在生殖醫學的研究與發展上目前還是居於領導地位，對於支持人工生殖輔助技術或是凍卵等醫療行為的保險與規範也相對完備。此外，大部分的歐洲國家都有立法或使用規範來嚴格規範人工生殖輔助技術的適用範圍，也就是説每一個使用人都是受到保護的。

歐盟：由於多數的歐盟國，很早即面臨少子化的問題與多元文化的開放，大部分的歐盟國是由國家保險部分負擔或是在有條件下全額給付人民接受人工生殖輔助技術的治療與進行凍卵來協助延後生育。北歐國家中的芬蘭，更是歐盟中高度使用人工生殖輔助技術來協助生育的國家。

日本：與臺灣鄰近的日本，是一個相對保守的國家，日本的國家保險補助人工生殖的醫療相關費用，但不鼓勵凍卵也不給付與凍卵相關的非必須醫療行為。

臺灣：目前臺灣無任何醫療保險補助凍卵或必要的生殖保存手術，完全需要接受治療的人自行負擔，但幸運的是，相對於美國、歐盟或日本，臺灣的生殖保存費用是相對低價的。在政府的醫療保險規劃尚未明朗化之前，**其實凍卵本身就是一個私人選擇的人生保險，符合醫療保險保障的原則：保不足救急難。**

3.

妳可能
永遠用不上這些卵

CH1
CH2
CH3
CH4
CH5

凍卵 v.s. 未知

　　大多數人在凍卵之際，其實也還不確定自己未來是否一定會使用它們，在美國最後可以決定把卵子捐給需要的人使用，但是目前臺灣的生殖醫學相關法規仍未開放，因此凍卵比較類似買保險的概念，不管最後用得上或是用不上，都希望這是一個不會讓妳後悔的決定。在接受凍卵前，多跟醫師諮詢、多爬文、多跟姐妹聊聊，都可以更深入了解自己的內心世界喔！

　　根據統計，大約只有1/10的女性最後有使用到她們的凍卵。凍卵到成為媽媽有一段很長的距離，它比較像是買保險的心態，大多數人在凍卵時，都不希望有一天需要用的時候卻沒有卵子，才來做凍卵的。

　　最終沒有使用凍卵的人原因是什麼呢？可能是下個月就遇到真命天子意外懷孕；有可能嫁給一位已經有小孩的先生而沒再生育；有可能最後決定不想要小孩；也可能領養了小孩。世事難料，生命總是照著最意想不到的情節去進行。近十年來凍卵的人數急速上升，大部分人抱持著未雨綢繆的心態，在未來需要卵時，才不會巧婦難為無米之炊。

4. 結語：
踏進門診之前

　　站在婦產科醫師的立場，每年都希望至少看到姐妹們一次，包括子宮頸抹片（子宮頸癌篩檢）以及婦科超音波檢查（檢查子宮卵巢構造），不免俗地也會問問生育的計劃、避孕的方式、懷孕流產的病史等等，這是醫師的責任，要提醒大家器官的健康不等於生殖能力的完備。假如年屆三十，做個生育的檢查是重要的。報告大約一週會出來，接著可以請醫師詳細地解讀這些數據的意義，有了這些基本資料可以做參考，並與家人、與伴侶、與姐妹淘討論，再看一些專業人士寫的文章，仔細思考生育這件事。有些人想要隨緣順其自然；有些人想跟伴侶擬定生育的計劃；有些人想藉由科技保存一線生機。

　　如果經過深思熟慮，在妳的生命中有一個擁有妳DNA的小孩是不可或缺的，或是妳想保留這個生殖機會，但現在還沒想清楚未來到底要不要小孩，就必須找生殖醫學專科醫師做更深入諮詢。若近期內有伴侶且有生育計劃的話，可以透過改變一些生活習慣來提高卵的品質及增加懷孕的機率，並補充保健品、減少攝取酒精和咖啡因、戒菸等。

　　如果凍卵是妳最終的選擇，可以從吃保健品及調整生活習慣著手，之後詳細的流程跟步驟、施打哪些藥物、大約幾次抽血回診、

最後的手術過程、有什麼妳需要跟公司請假的天數等等細節及懶人包，都可由醫師和護理師提供專業的資訊。（帶著我這本書也是不錯喔！）

世事難料，可能也會發生不巧的狀況，所有的數值顯示著妳已不適合凍卵，並且卵巢宣告停工，這時醫生也會很清楚地告知，並不是每一位想凍卵的女性都處於適合凍卵的條件，未來可以考慮用捐卵、領養等等其他方式養育兒女。根據臺灣現行的人工生殖法，卵子解凍受精時須有婚姻關係方可為之，所以所有女性在考慮凍卵之前，應該充分了解得失，以免有不正確的觀念和過度的期待。

讀完這本書後，妳也可能什麼都不做，只是了解這個世界最新的生殖科技。然而，每位女性都該享有充分自主權，對身體的每一個決定，都是來自於自己的自由意識，不要任意聽從別人的建議，覺得每個女人一定要生小孩，也不要批評不想生小孩的人，因為一旦決定要生小孩，的確是個重責大任，必須有犧牲時間、精力的心理準備。

比起媽媽或是外婆的年代，身為一個現代女性能做的選擇越來越多，而且大部分想要的選擇幾乎都可以達成，我們站在一個最好的位子，可以去做自己子宮和卵巢最好的主人。

CH1
CH2
CH3
CH4
CH5
凍卵 v.s. 未知

醫療保健 031

凍卵：保留自己未來的選擇權

孕育生命的時機由妳決定，人生的風景自己安排

作　　者	陳菁徽
顧　　問	曾文旭
社　　長	王毓芳
編輯統籌	耿文國
主　　編	吳靜宜
執行編輯	廖婉婷、黃韻璇、潘妍潔、姜怡安
美術編輯	王桂芳、張嘉容
校　　對	菜鳥
法律顧問	北辰著作權事務所　蕭雄淋律師、幸秋妙律師

初　　版	2021年5月
出　　版	捷徑文化出版事業有限公司——資料夾文化出版
電　　話	（02）2752-5618
傳　　真	（02）2752-5619

定　　價	新台幣350元／港幣117元
產品內容	1書

總 經 銷	知遠文化事業有限公司
地　　址	222新北市深坑區北深路3段155巷25號5樓
電　　話	（02）2664-8800
傳　　真	（02）2664-8801

港澳地區總經銷	和平圖書有限公司
地　　址	香港柴灣嘉業街12號百樂門大廈17樓
電　　話	（852）2804-6687
傳　　真	（852）2804-6409

▶本書部分圖片由freepik提供。

捷徑 Book站

現在就上臉書（FACEBOOK）「捷徑BOOK站」並按讚加入粉絲團，
就可享每月不定期新書資訊和粉絲專享小禮物喔！
http://www.facebook.com/royalroadbooks
讀者來函：royalroadbooks@gmail.com

本書如有缺頁、破損或倒裝，
請聯絡捷徑文化出版社。

【版權所有　翻印必究】

國家圖書館出版品預行編目資料

凍卵：保留自己未來的選擇權 / 陳菁徽著. -- 初版.
-- 臺北市：資料夾文化, 2021.5
　面；　公分（醫療保健：031）
ISBN 978-957-8904-88-0（平裝）

1.婦科　2.婦女健康

417.1　　　　　　　　　　　　　108009855